Metodologia da Medicina Tradicional Chinesa

Metodologia da Medicina Tradicional Chinesa

HUANG JIANPING

ROCA

Traduzido do Original - Methodology of Traditional Chinese Medicine

ISBN: 7-80005-266-4

ISBN: 85-7241-209-3

Tradução
Adriana Favano

Revisão Científica
Dra. Ednéa Iara Souza Martins

Dados Internacionais de Catalogação na Publicação (CIP)
(Câmara Brasileira do Livro, SP, Brasil)

Jianping, Huang
Metodologia da medicina tradicional chinesa / Huang Jianping ; [tradução de Adriana Favano]. -- São Paulo : Roca, 2001.

Título original : Methodology of traditional chinese medicine
ISBN 85-7241-209-3

1. Acupuntura 2. Medicina chinesa I. Título.

CDD-615.892
01-3031 NLM-WB-369

Índices para catálogo sistemático :

1. Medicina chinesa 615.892

2001

EDITORA ROCA LTDA.
Rua Dr. Cesário Mota Jr., 73
CEP 01221-020 – São Paulo – SP
Tel.: (11) 221-8609 – FAX: (11) 220-8653
e-mail: edroca@uol.com.br – www.editoraroca.com.br

Impresso no Brasil
Printed in Brazil

Conteúdo

Capítulo 4

Capítulo 5

Capítulo 6

Ciência Médica e Tecnologia 1

Quando conduzimos a pesquisa científica ou nos engajamos em qualquer prática médica – consciente ou inconscientemente, adotamos determinado método, isto é, adotamos um meio ou procedimento a fim de atingir nossos objetivos. A metodologia é uma teoria ou fundamento lógico concernente a esse procedimento de objetivos atingidos. Considera o método, ou meio, seu objeto e estuda as regras básicas e as leis que governam vários métodos. O termo "metodologia" poderia ser definido como um fundamento lógico das leis concernentes a um método.

Alguns acreditam que método é algo que se pode selecionar em seu próprio discernimento e que não existe necessidade de persegui-lo, aprendê-lo ou estudá-lo particularmente. Outros acreditam que o método mais conveniente para se alcançar um objetivo também é o melhor. Por exemplo, o físico Ernst Mach (1838-1916) defendeu o "princípio de pensamento econômico", afirmando que o homem deveria pensar "mais economicamente", indiferentemente das conseqüências que possam advir. De acordo com Mach, os melhores métodos são aqueles pelos quais o objetivo é alcançado mais conveniente e pragmaticamente. Isso mostra que método é algo criado somente quando a inteligência humana o quer; não necessita seguir outras orientações além daquelas guardadas pelo indivíduo. Mas é esse o ponto de vista correto?

A vida diária e o trabalho podem responder a questão. No campo da sociedade humana, a exploração de um país poderia certamente ser considerada um modo mais conveniente e prático para outro se tornar rico. Mas a que custo para os explorados? Para estes, seria catastrófico. Na natureza, não se pode negar que "drenar o lago pequeno para pegar todos os peixes" é um meio mais conveniente e prático para pegá-los, mas isso significaria comprometer as fontes futuras. Cortar árvores em grandes quantidades também é um modo conveniente de se obter madeira serrada; novamente, as repercussões ecológicas seriam desastrosas, resultando em colinas improdutivas, erosão e perturbação do equilíbrio da natureza. Evidentemente, quando se agarra ao seu próprio modo e se desconsideram as leis objetivas, em geral se fracassa naquilo que se tenta fazer.

Isso também é verdade em relação à prática médica. Alguns médicos que não são versados em medicina geralmente dão tratamento a seus pacientes antes de fazer uma boa análise dos sintomas, constituição e histórico do caso. Não é de se surpreender que esses profissionais cometam erros no tratamento, conseqüentemente diminuindo as chances de recuperação do paciente ou, além disso, arriscando a saúde deste.

Zhang Zhongjing (150-219), médico da última dinastia Han (206 a.C. a 220 d.C.) conhecido como Santo da Medicina, fez o seguinte comentário:

> Parece-me que os médicos hoje em dia falham em investigar a ciência médica e melhorar suas habilidades médicas. Em vez de seguir o mesmo caminho de seus ancestrais na prática e aderir às terapias antigas, esses médicos examinam os pacientes e ouvem suas queixas, e disso obtém-se a base para o tratamento. Após consulta rápida, um plano terapêutico é elaborado. Quando sentem a artéria radial para examinar o pulso, seus dedos ficam em geral impropriamente colocados sobre ambos os pulsos *cun* (polegada) e *chi*[1] (*cubit loci*); quando sentem os pulsos do punho, negligenciam os pulsos dos pés, e abandonam a condição das pulsações comuns da carótida[2] e das pulsações dorsais do pé[3], as três regiões do corpo[4] são desconsideradas, o número das pulsações e as contagens de respiração não determinadas, os nove nodos do pulso[5] e o nariz, a testa e as diferentes partes da face não examinadas. Isso pode ser visto como "olhar para um leopardo através de um tubo de bambu". Uma prática como esta tornaria certamente difícil discriminar entre vida e morte.

Evidentemente, experiências médicas, quer hoje quer em tempos remotos, compartilham essa visão.

Alguns cientistas seguem o método científico de examinar e estudar certa característica de um organismo ou um ponto particular em seu desenvolvimento, e assim sucedido em reconhecer todos os seus detalhes. Freqüentemente, entretanto, enfocam apenas um aspecto negligenciando o processo ou o organismo como um todo. Eles acabam se familiarizando com um detalhe, mas não com o todo. Conseqüentemente, carecem de controle ou entendimento suficiente do organismo. Com a visão de apenas uma parte, suas inferências, suposições e conclusões sobre o global permanecem imprecisas.

Afirmamos que o único método correto de estudo objetivo é o que reflete a lei de coisas objetivas e adota os próprios meios para resolver problemas de acordo com a lei. A Medicina Chinesa tem sempre enfatizado que a teoria, o princípio de tratamento[6] e a prescrição de drogas constitui um conjunto inseparável. A teoria está baseada na lei da ciência médica, que em troca produz o princípio de tratamento ou metodologia. É de acordo com a teoria e o princípio de tratamento que elaboramos prescrições corretas e damos tratamento efetivo aos pacientes.

Existem várias coisas no mundo e muitos métodos de identificá-las e resolver os problemas surgidos daí. As coisas são diferentes umas das outras, mas suas origens são quase as mesmas, tais como a diversidade e a unidade e a repulsão. Isso mostra que todas as coisas no mundo possuem leis básicas comuns e, também, métodos aplicáveis para todas elas.

A filosofia é um sistema de conhecimento que generaliza as leis mais comuns. O método de pensamento que as reflete deveria ser aprendido e dirigido em qualquer tipo de trabalho. É chamado dialética materialista. Esse método, é claro, não pode substituir experiência real empregada em vários ramos da ciência. É, entretanto, o guia de princípio geral de métodos reais de várias ramificações da ciência.

Uma vez que esse princípio geral seja dominado, não inutilizaremos a floresta para as árvores e não desencaminharemos nossa orientação básica, cometendo erros de princípios. Se a metodologia dos diferentes ramos da ciência serve como um guia apropriado, deve ser construída nas dialéticas materialistas, que oferecem um sistema universal de direção. Para um médico cientista, é crucial a familiaridade e a prática com essa metodologia.

DIFERENÇAS NA METODOLOGIA ENTRE MEDICINA CHINESA E OCIDENTAL

As diferenças históricas conduzem a diferenças no reconhecimento das leis da matéria objetiva. Conseqüentemente, tipos diferentes de métodos têm surgido em períodos históricos distintos, ocupando posições dominantes nos respectivos tempos. Isso fica profundamente refletido na metodologia da ciência médica.

A Medicina Chinesa desenvolveu-se sob condições similares àquelas discutidas por Fredrich Engels (1820-1895). Ele escreveu:

> Entre os gregos – apenas porque eles não estavam ainda avançados o suficiente para dissecar, analisar a natureza – a natureza ainda é vista, no geral, como um todo. As relações universais dos fenômenos naturais não são provadas com referência a uma proposição particular: para os gregos, é o resultado de contemplação direta. Aqui permanece a inadequabilidade da filosofia grega, porque teve de se transformar mais tarde em outros modos de perspectiva no mundo. Mas aqui também permanece sua superioridade sobre oponentes metafísicos subseqüentes. Se no que se refere aos gregos, a metafísica estava certa no particular, com relação à metafísica, os gregos estavam certos no geral.

Quando a Medicina Chinesa apareceu, a produção social e a divisão de trabalho ainda eram subdesenvolvidas. Além disso, a cultura e a ciência não tinham alcançado um estágio em que as pessoas necessitassem dissecar e analisar a natureza. Os chineses eram mais propensos a intuir as associações e relações naturais. Sob tais condições, ao lidar com a fisiologia e patologia, a Medicina Chinesa tinha a tendência de observar a natureza e o lugar do homem nesta de forma holística. Eles perceberam suas inter-relações, a unidade dos opostos na contradição e o processo de desenvolvimento e mudança. Pode-se, então, perceber que esse conceito holístico da unidade de *yin* e de *yang*, de desenvolvimento e mudança e de inter-relações e condicionamento recíproco permitiu a teoria do *yin-yang*; sua influência também pode ser vista nas teorias do *zangxiang*[7] (manifestações viscerais) e do *bianzhenglunzhi* (tratamento prestado de acordo com sinais e sintomas). O holismo de fato significa um método dialético materialista simples.

Como Engels destacou, as associações globais na Medicina Chinesa ainda não foram investigadas ou explicadas pela ciência moderna. Isso nos presenteia com uma tarefa clara e definitiva no desenvolvimento da Medicina Chinesa. Ao herdar e mais adiante desenvolver seu holismo e o pensamento dialético, devemos tentar estudar os aspectos variados em detalhes e dirigir mais investigações pelos meios da ciência e tecnologia moderna.

Depois do surgimento e do desenvolvimento de uma forma primitiva de capitalismo na Europa, as ciências naturais foram gradualmente libertadas do pensamento religioso medieval. Os cientistas observavam e registravam as coisas como realmente eram, mas deixaram de estudar o passado e o desenvolvimento das coisas e das associações entre uma coisa e outra. A fim de aprender mais sobre algo em particular, eles geralmente trabalhavam em determinada coisa e comparavam sua diferença com as demais, sem levar em consideração suas relações.

Esses métodos – isolando uma coisa das outras e prestando pouca atenção ao desenvolvimento desta – foram característicos da ciência em seus estágios iniciais. Como Engels destacou:

> A análise da natureza em suas partes individuais, a divisão dos diferentes processos e objetos naturais nas classes definitivas e o estudo da anatomia interna de corpos orgânicos em suas formas múltiplas foram os progressos fundamentais em nossos conhecimentos da natureza feitos durante os últimos quatrocentos anos. Mas isso tem transmi-

> tido para nós o hábito de observar fenômenos naturais e processos em isolamento, destacados de suas controvérsias gerais; de observá-los não em movimento, mas em estado de repouso; não como elementos essencialmente variáveis, mas como uma constante; não em suas vidas, mas em suas mortes. E quando esse modo de olhar para as coisas foi transferido, por Francis Bacon (1561-1626) e John Locke (1632-1704), da ciência natural para a filosofia, originou-se o modo limitado, metafísico de pensamento peculiar para os últimos séculos.

Como ramificação da ciência natural, a Medicina Ocidental também tinha adotado um modo metafísico de pensamento. Desempenhou um papel importante no desenvolvimento inicial da medicina ao instruir-se sobre a estrutura e a função do corpo humano parte por parte e estudando os sintomas e causas de uma doença e seu método de tratamento. Isso pode ser evidenciado por Andreas Vesalius (1514-1564) que fez um estudo da anatomia humana quando dividiu o corpo humano em partes variadas e as observou uma a uma. Seu trabalho, *The Seven Books on the Structure of the Human Body*, desacreditou a crença religiosa na criação de vida por Deus, conseqüentemente declarando o aparecimento da medicina moderna. Depois disso, seguindo o desenvolvimento da ciência natural e da tecnologia[8], a ciência médica tinha avançado pela observação e estudo do organismo humano de acordo com seus diferentes padrões anatômicos.

Quando se tornou necessário estudar as coisas mais detalhadamente devido às suas associações e semelhanças óbvias, a metafísica chocou-se com um extremo oposto e começou a obstruir o desenvolvimento posterior na ciência médica. Por exemplo, Rudolf Virchow (1821-1902), patologista alemão que instituiu a citopatologia, trouxe grande contribuição para a descrição e o estudo das formas patológicas de células e tecidos. O fracasso de deu, entretanto, na medida em que ele tentou levantar fatos científicos conclusivos no âmbito da teoria.

Em sua opinião, o corpo humano, extremamente complexo e variado, é uma união de células, e uma célula como uma entidade individual possui traços característicos que todos os tipos de vida deveriam ter e esperam por liberdade e autonomia sem obedecer à lei comum do conjunto. Ele disse que se pode adquirir uma explicação exata apenas descartando a unidade mítica e olhando para cada célula como uma estrutura singular e como a causa da vida. Para a enfermidade, declarou:

> A essência de uma enfermidade é uma mudança em uma célula ou em um grupo de células, e não existe enfermidade outra que a enfermidade local.

Ele enfatizou as mudanças patológicas locais, mas deixou a reação do organismo todo para uma enfermidade sem importância; dedicou atenção aos *resultados* dos fenômenos patológicos, mas ignorou seus processos de *desenvolvimento.*

Pesquisas têm demonstrado que a orientação local que Virchow argumentou é incorreta, pois não refletiu precisamente as relações entre as mudanças patológicas locais e o efeito de uma enfermidade no corpo todo. Por exemplo, foi apenas após o desenvolvimento da teoria de "neuro-humores" que muitos casos de menopatia, como menorragia funcional e amenorréia, foram encontrados como causados por mudanças periódicas anormais do endométrio, surgindo dos distúrbios das relações funcionais entre o córtex cerebral, o hipotálamo, a pituitária anterior e o ovário. Se essas doenças tivessem sido diagnosticadas estudando-se apenas o endométrio, não poderiam ter sido tratadas efetivamente. Apenas estudando o corpo holisticamente e descartando o separatismo defendido pelo pensamento metafísico, podemos reconhecer o processo patológico das inter-relações complexas dentro do corpo.

Desde a última metade do século XIX, a ciência mudou do estágio de coletar para o de sistematizar material. Do estudo das partes, começou-se a reconhecer suas relações com o organismo todo. A medicina moderna não pôde mais ser satisfeita apenas com o estudo de organismos individuais, sistemas ou moléstias. Ela teve de ir além disso para considerar os processos evolutivos envolvidos em mudanças orgânicas, a relação entre o interior e o exterior do corpo e entre colônias ecológicas e indivíduos dentro destas colônias.

A ciência moderna começou levando em consideração essas relações. O desenvolvimento da neurofisiologia e da endocrinologia moderna, por exemplo, tem esclarecido a função reguladora de acomodação e compensação de nervo e fluido corpóreos em relação ao organismo todo. O desenvolvimento da imunologia tem elucidado a relação entre agentes causadores e mecanismos imunológicos do corpo. Além disso, nos últimos trinta anos, o estudo da biologia e da medicina moleculares tem lançado luz aos movimentos contraditórios de um organismo. Mesmo esses poucos exemplos demonstram a estreita relação entre o conjunto e suas partes e a atenção correntemente dada a essa questão.

O desenvolvimento da ciência demanda um método verdadeiramente científico. Ao passar do estudo de partes isoladas para a observação dos organismos holisticamente, a ciência tem se voltado da metafísica para o pensamento dialético. Engels destacou que o retorno do pensamento metafísico – as ciências naturais descobrindo suas próprias forças – seria um processo longo e lento, pressentindo que muitos obstáculos teriam de ser superados.

Velhas tradições geralmente restringem o desenvolvimento de coisas novas. Por exemplo, em sua pesquisa biológica, o cientista britânico Chedd já tinha reconhecido a complexa relação entre o ácido ribonucléico (RNA) e a proteína. Em artigo publicado no jornal *New Science* em 1973, entretanto, declarou, não obstante, que apesar de sua complexidade incomparável, o mundo biológico era não mais que o resultado da busca impiedosa da auto-reprodução da molécula gênica. Isso é obviamente incompreensível. Os corpos biológicos não apenas buscam "impiedosamente" autoduplicação de ácido desoxirribonucléico (DNA); ao contrário, o DNA ao mesmo tempo será transcrito em ácido ribonucléico (RNA) e novamente sofrerá a ação do molde do RNA para trasladar e multiplicar proteínas. A seqüência proteína-DNA-RNA é o processo de hereditariedade e duplicação da vida. Além disso, sob a influência de ambientes interno e externo, vários elementos dentro de um organismo também são capazes de causar uma reação que pode influenciar o RNA sob certas condições. O RNA alterado pode novamente contratranscrever e reagir no DNA, levando-o também a sofrer variação, provocando variações nos seres vivos. Chedd simplificou o processo rico e variado de vida e conduziu-o meramente como um processo de reprodução genética. Ele obviamente não tinha se libertado da unilateralidade da metafísica tradicional.

Em outro exemplo, o recente desenvolvimento da neurofisiologia, neuropatologia e endocrinologia tinha mostrado o papel extremamente delicado e importante na anatomia desempenhada pelos neuro-humores de nervo e fluido corpóreos. A regulação de "feedback" tinha revelado conexões ou associações holísticas. Na prática clínica moderna, é claro que a atenção precisa ser enfocada no efeito dos neuro-humores em outros sistemas corpóreos. O contrário, entretanto, ou seja, estudar as reações de outros sistemas e órgãos no sistema nervoso, não tinha sido feito fora da Medicina Chinesa. A prática chinesa de considerar esses fatores ao se tratar o fígado, o baço e os rins[9] ainda tem de ser completamente desenvolvida. No pior dos casos, algumas pessoas até assumem uma atitude duvidosa ou negativa acerca de "enfermidade causada por melancolia", "enfermidade dando origem a melancolia", bem como para regimes correspondentes de tratamento, mesmo que esses métodos tenham sido efetivamente praticados na Medicina Chinesa. Não terá sido a força de hábito do pensamento tradicional a criadora de "obstáculos desnecessários" no desenvolvimento da medicina?

Desde que se descobriu seu caminho para China há mais de um século, a Medicina Ocidental tem desempenhado um papel significativo ao difundir mais práticas médicas e tratar doenças. Ainda tem sido a Medicina Chinesa e as ervas medicinais que têm protegido a saúde das massas. Combinando a Medicina Chinesa com a Ocidental, uma ciência médica e farmacológica novas e unificadas serão criadas.

A Medicina Tradicional Chinesa inclui o pensamento dialético produtivo, tal como aquele das associações holísticas e a unidade do *yin* e do *yang*. Lida com muitas facetas da anatomia e da fisiologia humana: órgãos *zang-fu*[10], *jingluo* (canais principais e colaterais), *qi* (energia vital) e sangue, *jing* (essência da vida) e fluido corpóreo, o interior e exterior do corpo, bem como as associações entre o todo e as partes. Também examina o efeito do meio ambiente social e natural – o universo, o sol e a lua, o clima, as estações e a geografia sobre as inter-relações e condicionamento do *yin* e do *yang*. O resultado tem sido a formação de um sistema de pensamento sobre as inter-relações entre espírito e organismo, *zang* e *fu*, e o interior e exterior do corpo.

Com o desenvolvimento da ciência moderna, a medicina tem se subdividido em medicina espacial, medicina meteorológica, medicina ambiental, medicina psicossomática e outras. De fato, as idéias dessas novas ciências podem ser encontradas em teorias, tais como *yin* e *yang*, *zangxiang*, *bianzhenglunzhi*, e *wuyun* e *liuqi*[11] (evoluções dos cinco elementos e dos seis tipos de fatores naturais), e *ziwuliuzhu*[12] (fluxo-refluxo da meia-noite ao meio-dia)*. Em trabalhos recentes, estudiosos afirmam que a Medicina Tradicional Chinesa contém pensamento metodológico rico em ciências modernas, tais como sistemática, cibernética e informática. Existem muitas semelhanças entre os métodos científicos modernos e as teorias da Medicina Tradicional Chinesa, mas ainda assim, não podemos dizer que esses métodos modernos têm sido usados na Medicina Chinesa.

Se observarmos em seguida seus aspectos gerais, entretanto, os objetivos da Medicina Tradicional Chinesa são como segue: colocar o corpo humano em um grande sistema para observação e explorar inter-relação entre formações, fatores e variáveis, ambos dentro e fora do corpo; para reconhecer e lidar com suas inter-relações no que se refere aos dados que estão correspondentemente inter-relacionados; para usar o princípio de estabilização para "harmonizar o *yin* e o *yang* a fim de alcançar um estado de equilíbrio"; e reajustar suas relações de forma que permaneçam em estado saudável. Esses objetivos são os mesmos daqueles a serem alcançados pela metodologia moderna.

---

* **N. da R.** – No ciclo circadiano o *zi* = das 23 a 1h; *wu* = das 11 às 13h; *liuzhu* = fluxo e refluxo. Portanto, *ziwuliuzhu* representaria o fluxo e o refluxo do período de tempo que vai do horário *zi* ao *wu*.

SISTEMÁTICA, CIBERNÉTICA, INFORMÁTICA E METODOLOGIA DA MEDICINA CHINESA

Investigar métodos científicos, tais como sistemática, cibernética e informática, e compará-los com as teorias da Medicina Tradicional Chinesa vai torná-los facilmente compreensíveis.

Com o desenvolvimento contínuo da ciência, objetos de pesquisa estão cada vez mais complexos. No passado, quando um pesquisador tentava aprender sobre determinada coisa, não era necessário estudar as várias relações dinâmicas que estão por trás desta; sua existência poderia ser explicada lidando com as relações entre causa e efeito, e tudo se tornaria claro ao dividir isso em pequenas partes ou elementos por dissecação e análise. As coisas, entretanto, são completamente diferentes. Quando ele lida com sistemas complexos, tem de fazer milhares de filamentos e fios. Ao fazer isso, ele perceberá que as relações de causa e efeito não são mais diretas e lineares, mas, ao contrário, tortuosas e complicadas, com fatores e variáveis múltiplas que interagem uns com os outros. Isso mostra que os métodos predominantes em pesquisa científica estão desatualizados e métodos novos, tais como sistemática, cibernética e informática, surgiram nos últimos cinqüenta anos. Essa tendência tem desempenhado um grande papel no desenvolvimento da ciência.

Em meados do século XX, o biólogo austríaco-canadense Ludwig von Bertalanffy (1901-) disse que quanto mais tempo fosse gasto em órgãos individuais, tecidos e moléculas, a pesquisa do todo se tornaria completamente obscura, e o conhecimento sobre a vida permaneceria vago e incerto. Foi por essa razão que ele propôs que a pesquisa científica começasse com o todo e se dedicasse mais tempo à entidade biológica e a seus ambientes na totalidade. Portanto, ele criou uma nova ramificação da ciência chamada sistemática.

O que é um sistema? Em seus artigos *Technology of Organization Management – Systems Engineering* publicados no *Shanghai-based Wen Hui Bao* ("Standard") em 27 de setembro de 1978, três cientistas chineses Qian Xuesen, Xu Guozhi e Wang Shouyuan explicaram:

> Um objeto de pesquisa extremamente complexo é geralmente chamado "sistema", de função específica de uma estrutura orgânica que se torna verdade por meio daquelas interações e das partes interdependentes. O assim chamado sistema, por si mesmo, é uma parte do componente de um sistema de escala ampla.

Isto mostra que um sistema é uma entidade orgânica feita de várias formações e fatores individuais, os quais interagem e estão relacionados e caracterizados não apenas pela totalidade e relacionamento, mas por ordem e dinamismo. Um método sistemático, como disse o professor Qian Xuesen, consiste em lidar com uma coisa de modo sistemático. Em outras palavras, a inter-relação, a interação e a restrição entre o todo e as partes, por um lado, e a entidade e seu ambiente, por outro, são mais importantes.

Criado pelo matemático norte-americano, Norbert Wiener (1894-1964), em 1948, a cibernética tem como objetivo a generalidade da estrutura e as regularidades comuns de controle em todos os sistemas, quer máquinas automáticas quer organismos biológicos. Controlar é carregar no reajustamento dentro de um sistema orgânico de acordo com todas as mudanças, internas e externas, a fim de superar a indefinição do sistema, conseqüentemente preservando seus traços específicos. Por exemplo, se um homem quer viver em um ambiente constantemente mutável, é necessário adaptar-se a seu próprio organismo, bem como às mudanças do ambiente. O mecanismo de controle humano central terá a informação obtida analisada, comparada e sintetizada, assim como para fazer o corpo adquirir medidas na conformidade com as mudanças no ambiente. Durante o processo de controle, matéria e energia, bem como as inter-relações de informação, constituem a entidade e ocorre um processo dinâmico. No processo de movimento, entretanto, um sistema está sujeito à interferência em qualquer hora por vários fatores. Essa interferência sinaliza uma discrepância entre a quantidade controlada e a dada ou a extrínseca. O controle é efetuado via "feedback" de informação para mudar a resposta para o sinal discrepante, realizando mudanças correspondentes para a quantidade controlada como a situação demanda, a fim de eliminar ou reduzir a discrepância. O reajustamento é realizado mediante transmissão, disposição e "feedback" de informação. Portanto, a informação é uma característica básica e reguladora do sistema de controle.

Embora a informação use matéria e energia como um carregador, a informação por si mesma não é nenhuma destas. Geralmente significa inteligência, instrução, dados, "código secreto", sinal e conhecimento relacionado. A informação pode ser transmitida e sentida direta ou indiretamente, e é uma indicação específica de relações entre objetos. Ao usar a informação, o padrão concreto assumido pela matéria ou energia pode ser ignorado; apenas as mudanças informativas necessitam ser notadas. Desse modo, a informação nos abastece de um instrumento comum para estudar coisas de qualidades diferentes. O método de controle conseqüentemente atravessa o limite entre entidades biológicas e não-biológicas. Também atravessa a linha entre comunicação e controle, assim como liga diferentes campos e torna seus sistemas variados um conjunto integral.

O método em geral adotado pela sistemática, cibernética e informática é diferente do método analítico, principalmente o usado anteriormente na ciência. Esse método novo é caracterizado por síntese total, e deve-se prestar atenção às regularidades comuns no padrão de movimento da matéria. Com esse método, uma coisa pode ser reconhecida e mudada em termos de relação global para o sistema. Esse sistema pode ser aprendido quase em entidade global por meio da observação sintética da visão da informação. Nenhuma necessidade para executar recombinação mecânica após você dissecar, analisar e dissolver os componentes internos do sistema um por um como antes. Todas as causas do sistema e resultados compostos produzidos por suas interações podem hoje ser estudados, e não apenas causas e resultados individuais. O uso daquilo que é colocado e que é retirado substitui a abertura da "caixa preta" como um meio de aprender sobre o sistema; dissecação, análise e redução não são mais necessários. Engels em seu *Dialektik und Natur* ("Dialética da Natureza") afirma:

> O método de informação assume o ponto de vista da informação e usa a informação e o processo sistemático como processo de transmissão e mudança de informação, na qual

a observação das regularidades de movimento de um sistema complexo é executada mediante análise e tratamento do processo tecnológico de informação. É diferente do método empírico tradicional no qual não se separm relação e sistema. É diferente também da síntese mecânica em que começa diretamente pela entidade global. É um método de pesquisa usando o ponto de vista da relação e da transformação para sintetizar o processo do sistema.

A cibernética, começando com as similaridades existentes universalmente na natureza, descobre os traços comuns entre coisas bastante variadas e as agrupa de acordo com o que pode ser explicado por analogia e simulação. Isso derruba o fundamento para funções simuladas. Por exemplo, uma águia é uma coisa biológica e um aeroplano uma coisa não-biológica, mas ambos podem voar. A razão é que o projetista do aeroplano tinha aprendido muito sobre vôo estudando a águia. Essa simulação análoga de função tem promovido o desenvolvimento rápido de "biônicos".

Na teoria da caixa-preta, a estrutura interna e a atuação de certas coisas controladas são registros como de uma caixa-preta. Um método de estudar a caixa-preta é decompor suas partes e elementos por meio de dissecação, análise e redução. Abrir a caixa-preta para aprender sobre seu conteúdo é chamado de método da "caixa-branca". Entretanto, durante o processo de abertura, a estrutura e a função da caixa-preta, freqüentemente, sofrerão interferência e sua função original torna-se difícil de ser entendida. Além disso, a crença materialista, a formação e os elementos das coisas são indefinidos. Os componentes dentro da caixa-preta que abrimos ainda são uma outra caixa-preta aguardando abertura. Por exemplo, graças à ciência e à tecnologia avançada, moléculas e átomos podem ser abertos, mas elétrons, prótons, nêutrons e outras partículas básicas, que também são caixas-pretas, ainda faltam ser abertos. Estamos trabalhando arduamente para aprender sobre várias coisas, mas o que estamos confrontando com o que será sempre caixas-pretas? Por essa razão, a cibernética afirma que um método deveria ser descoberto antes de se conhecer os conteúdos da caixa-preta *sem* abri-la. Por meio desse método, estudamos a relação entre a informação nela colocada e o "feedback" emitido dela, e com "feedback" e teorias sobre ciências relacionados, podemos descobrir os conteúdos da caixa-preta sem abri-la. Tome-se, por exemplo, o diagnóstico ultra-sônico que é usado atualmente na medicina. Com a ajuda da informação ultra-sônica colocada no corpo humano, os médicos podem obter o "feedback" mediante diferentes estruturas históide ou média, o qual, então, retorna em imagem de informação. Ao fazer isso, podemos fazer uso do conhecimento que já adquirimos para encontrar qual *zang* é semelhante sem abrir a caixa-preta do corpo humano.

Disso, vemos que o método e a linha de pensamento adotados pela sistemática, cibernética e informática coincidem com aqueles da Medicina Chinesa de várias maneiras. Por exemplo, de acordo com a Medicina Chinesa o corpo humano é um pequeno sistema em um sistema de escala amplo do universo. Isso dá origem à teoria das inter-relações natureza–homem. O corpo humano é tal como um sistema de formações e elementos diferentes em órgãos *zang-fu*, e o sistema *jingluo* cujas inter-relações são balanceadas e ordenadas forma uma entidade global quando o corpo está em funcionamento. Conseqüentemente, uma outra teoria sobre *zangxiang* toma formato, lidando com as inter-relações entre os sintomas de órgãos *zang*, por um lado, e a atividade corpórea física e mental, por outro. Quando *yin* e *yang* estão em unidade com a interpromoção e a restrição do corpo e com a relação controladora da regulação de "feedback" – geração, inibição, restrição e dissolução – entre os órgãos *zang-fu*, o sistema *jingluo*, *qi* e sangue, o corpo humano será, então, capaz de manter a saúde e a estabilidade. Uma vez que a relação ordenada entre *yin* e *yang* seja perturbada, surgirá um combate entre o *qi* e os fatores patogênicos. Se o *qi* for suficiente para regular-se, a saúde pode ser preservada; mas as doenças se manifestarão se existirem muitos fatores patogênicos e muito pouco *qi* para regulá-los. A esta altura, métodos de tratamento, tais como medicação, acupuntura, *qigong* (treinamento da energia), ou massagem, deveriam ser adotados. A deficiência deveria ser tratada com tonificação para reabastecer o *qi* com síndrome de excesso para ser expelida pela purgação de fatores patogênicos, o frio pelo aquecimento do corpo e o calor pelo resfriamento do corpo. A estabilidade é recobrada e a saúde restaurada por regulação e controle do lado oposto da confrontação, assim como para corrigir o desvio do *yin* e do *yang* e ajustar o excesso ou deficiência na geração, inibição, restrição e dissolução.

Na Medicina Chinesa, a "manifestação" na teoria *zangxiang* é um tipo de informação sobre a estrutura e a função interna dos órgãos *zang-fu*, do sistema *jingluo* que é expresso externamente. O *qi* é um tipo de matéria requintada e insubstancial e, ao mesmo tempo, um carregador de informação. Com os quatro métodos de diagnóstico, um médico pode encontrar o que há de errado com o paciente sem abrir a caixa-preta. Então, o tratamento pode ser adotado de acordo com os diferentes sintomas e sinais, resumindo, analisando e deliberando segundo as teorias usadas na Medicina Chinesa. As teorias *zangxiang* e *bianzhenglunzhi*, com a farmacologia desenvolvida sob a condução da teoria *yin-yang*, são similares à teoria da caixa-preta. Alguns cientistas também dizem que tratando doenças por meio de medicação, acupuntura, massagem e *qigong*, para a Medicina Chinesa trata-se de uma "terapia de informação", isso é, como colocação direta ou indireta no corpo. O *qi* é usado como um carregador para agir sobre ou reajustar o *yin*, o *yang* e a informação ordenada que foi perturbada. A esse respeito, existe muita coisa que garante a exploração e a investigação.

Como afirmado anteriormente, a sistemática, a cibernética e a informática prestam grande atenção ao estudo do sistema holisticamente. O isomorfismo afirma que mesmo a matéria de diferentes qualidades pode ser simulada ou explicada por analogia se seus estados, padrões e funções forem semelhantes. A Medicina Chinesa também começa com o sistema holístico para adotar métodos de simulação e comparação. Com relação a isso, aproxima-se extraordinariamente da sistemática, da cibernética e da informática. Esses métodos, além disso, desenvolvem princípios da dialética de inter-relações, movimentos e desenvolvimentos. Um vasto reservatório de pensamento dialético está na teoria e nos métodos da Medicina Chinesa. Conseqüentemente, quando é confrontado com um sistema muito complexo, semelhante ao do corpo humano e do tratamento de sua doença, desenvolve-se espontaneamente uma porção de pensamentos similares àqueles da sistemática, da cibernética e da informática. Manifestam-se sob formas simples e diretas e influenciam bastante a teoria e a prática médica chinesa. Isso mostra que os chineses são capazes de pensamento altamente científico. Conseqüentemente, se nos exercitarmos sobre essa base e nos atualizarmos, certamente poderemos escalar as alturas da ciência no mundo e fazer jus às atribuições para a humanidade.

Durante os últimos trinta anos, tenho ensinado filosofia e estudado medicina nas escolas médicas, e também tenho participado de muitas práticas clínicas, incluindo tratamento médico. No curso de minha vida escolástica e de prática médica, tenho estado profundamente impressionado com o significado da filosofia na medicina, assim este livro tratará a Medicina Tradicional Chinesa de três maneiras: 1) a teoria sobre *yin* e *yang*; 2) a teoria sobre a manifestação do *zang*; e 3) *bianzhenglunzhi*. Além disso, também darei meus pontos de vista sobre rumo da Medicina Chinesa.

Teoria Yin-Yang 2

GÊNESE

A teoria *yin-yang* nasceu na China antiga. Isso pode ser visto em *Yi Jing* ("O Livro das Mutações"), escrito durante a dinastia Zhou (século 11-221 a.C.), em que a relação entre as oito matérias naturais é explicada como a origem do mundo: céu (*qian* ☰), terra (*kun* ☷), trovão (*zhen* ☳), fogo (*li* ☲), vento (*xun* ☴), pântano (*dui* ☱), água (*kan* ☵) e montanha (*gen* ☶). Entre esses oito, o céu e a terra são considerados os mais básicos. No *bagua*[13] (triagramas de oito), - representa *yang* e - -, *yin*. As combinações diferentes desses dois símbolos formam uma variedade de diagramas representando as diversas relações e a sobreposição entre o *yin* e o *yang*, que se opõem umas às outras, mas coexistem em unidade única. O *Yi Jing* desenhou esse par de opostos do mundo social e natural complexo, afirmando que o *yin* e o *yang* reúnem *dao* (meio), ou *tao* significando no sistema *Wade*, no universo. Isso é para dizer que a unidade entre o *yin* e o *yang* é a lei da criação.

A idéia de que a oposição de *yin* e de *yang* dentro das coisas cria mudanças constantes incorpora a verdade científica. Esse conceito ainda é significativo mesmo na ciência moderna e contemporânea. Por exemplo, Gottfried Wilhelm Leibniz (1646-1716), notório cientista natural, matemático e filósofo alemão, levou muitos anos desenhando e fazendo o precursor do computador. Elaborou vários projetos, mas no final falhou. Um dia recebeu uma carta de um amigo missionário vivendo em Beijing, China, que estava incluída em uma figura chinesa antiga do *bagua*. Ele cuidadosamente examinou a figura e viu as mudanças intermináveis formadas pelos diferentes padrões de relações entre os símbolos de "- -" e "-". Isso lhe deu nova idéia e entendimento, dos quais continuou a criar o sistema binário de "0" e "1". Leibniz tinha solucionado o problema duradouro e difícil no projeto de computadores, e em 1701 persistiu em produzir o primeiro computador manual do mundo. O sistema binário criado por Leibniz ainda é usado nos computadores mais avançados e mais complexos. Ele mesmo confessou que a idéia para seu sistema binário veio da figura chinesa do *bagua*.

Em 1973, Goldberg adquiriu muito discernimento do *bagua* em uma publicação de introdução de Medicina Chinesa. Pouco depois, apresentou a notória "hipótese do *yin* e do *yang*" no corpo humano. Ele afirmou que monofosfato de adenosina cíclica (AMPc) e monofosfato de guanina cíclica (GMPc) são dois sistemas reguladores opostos dentro do corpo humano que formam equilíbrio entre o *yin* e o *yang*; mas essa hipótese será tratada mais adiante. Como é concebido esse conceito de oposição e unidade entre o *yin* e o *yang*? De acordo com o *Yi Jing*, vem de uma visão daquilo que está ao seu redor ou permanece longe de você. O que está ao seu redor refere-se ao homem e a mulher, vida e morte, acima e abaixo, prosperidade e declínio, enquanto aqueles que permanecem longe de você incluem fenômenos naturais, como o céu e a terra, o sol, a lua e as estrelas, a mudança do tempo e as estações, bem como alguns fenômenos sociais, como calamidade e felicidade, beleza e feiúra, e o bem e o mal. Todos esses fenômenos são opostos ainda relacionados e estão em constante mudança e desenvolvimento, e um conceito filosófico da unidade entre o *yin* e o *yang* é a fonte de mudanças e desenvolvimento.

Esse conceito de unidade encontrou seu caminho na ciência médica chinesa em seu estágio inicial e tornou seu princípio guia. O *Huang Di Nei Jing* ("O Cânone de Medicina do Imperador Amarelo"), primeiro clássico da Medicina Chinesa, surgiu durante as dinastias Qin (221-207 a.C.) e Han (206 a.C.-220 d.C.) e alegou "*yin* e *yang* são *dao* do universo, a lei e a ordem da criação, o pai e a mãe das mudanças, o começo da vida e da morte, e a casa da alma do homem." A unidade entre o *yin* e o *yang*, como crença chinesa antiga, é a lei que governa todas as coisas no mundo, e a causa de movimento e mudança e de crescimento e declínio. Também pode ser usada para se aprender sobre os meios de pensar. Em ambas, teoria e prática médica clínica, o conceito da unidade entre o *yin* e o *yang* e aquela do *wuxing*[14] (cinco elementos) reflete-se em tudo – da natureza ao corpo humano, da parte para o todo no organismo, da fisiologia para a patologia, do diagnóstico para o tratamento, e da prescrição para a droga. É com essa base que a Medicina Chinesa tem construído seu próprio sistema. Isso será considerado na próxima seção.

INTEGRAÇÃO DE *YIN* E *YANG*

Este conceito reflete-se na perspectiva tradicional chinesa na natureza; seu entendimento da relação entre o corpo humano e a natureza, fisiologia e patologia, diagnóstico e tratamento de doença; e seu conceito de prescrições e drogas, proteção da saúde e preservação da vida.

Perspectiva na Natureza

A ciência médica chinesa tem sua perspectiva na natureza. A integração de *yin* e de *yang* é a lei universal das coisas, a fonte de movimento e de mudança e da origem do mundo espiritual. A terra está no centro de um vazio. Como essa posição é firmada? Ela se sustenta pela atmosfera... O que está acima corre para a direita. O que está abaixo corre para a esquerda. Os movimentos para a esquerda e para a direita giram obedecendo a um ciclo[15]. Os médicos chineses antigos imaginavam que a terra firmasse posição em um vazio no universo, e que o universo girasse para a direita (de leste para oeste). Como esses dois opostos são contraditórios um ao outro, a terra mantém-se em movimento constante.

A Medicina Tradicional Chinesa adota um ponto de vista materialista na criação do universo. O *Huang Di Nei Jing* aponta:

> No vasto universo foram criadas essência e energia natural. Todas as coisas têm seus inícios. O movimento do *wuxing* é eterno. O universo está em comando completo do *yin* e do *yang*. Nove estrelas estão flutuando acima e reluzindo brilhantemente, enquanto sete estrelas reluzentes (*qi yao*) giram em suas órbitas. O processo de criação e mudança prossegue continuamente. Tudo está completo e em ordem.

Isso ilustra que o universo é vazio, vasto e espaçoso. Sua origem se dá devido à criação e às mudanças na energia natural. No universo, todas as coisas atraem-se e respondem mutuamente, trabalhando e movendo constantemente em ciclos. As leis governam *wuxing* e *liuqi*. Primavera, verão, outono e inverno mantêm seus próprios horários. A energia natural do universo está distribuída para tudo no universo: acima, o sol, a lua e estrelas movem-se, giram e brilham; abaixo, *qi* cresce sobre a terra. Tudo isto mostra que existe uma relação ordenada entre o *yin* e o *yang* – de luz e escuridão, frio e calor, dia e noite – indicando o modo que as coisas constantemente crescem e mudam, e tornando possível para eles expandir e florescer. Esse conceito reflete o brilhante pensamento materialista dos ancestrais do povo chinês.

A razão para o movimento e a mudança das coisas no mundo é a mudança na relação entre o *yin* e o *yang*. De acordo com o *Huang Di Nei Jing*, todas as coisas podem erguer-se ou declinar e vir e ir e, por essa razão, crescem e mudam. Quando o *qi* diminui, elas declinarão à parte e assim cessam o crescimento e a transformação. Mudanças podem ser grandes ou pequenas, e ocorrem em tempos diferentes. Ainda o mais importante para as coisas é manterem-se estáveis. Existe uma ligação entre o alto e o baixo, e a ascensão e o declínio quando as mudanças ocorrem. *Yin* e *yang* ligam-se e condicionam-se um ao outro, e cada um é a fonte do outro. O *Huang Di Nei Jing* também expressa: "Sem o *yin*, o *yang* não se pode criar nada, nem o *yin* pode sem o *yang*". Isso é para dizer que eles são dependentes e inseparáveis; se um deles desaparece aos poucos, o outro não existirá mais e a vida desaparecerá. Segundo o *Huang Di Nei Jing*, existe *yang* no *yin* e *yin* no *yang*. O *yang* no céu é apenas o *yang* do *yang* da manhã até o meio-dia e o *yin* do *yang* do meio-dia até o entardecer, enquanto o *yin* no céu é apenas *yin* do *yin* e o *yang* do *yin* da noite até o amanhecer. Isso mostra que o *yang* e o *yin* não apenas difundem-se um ao outro, mas crescem ou declinam juntos. Durante o dia, o *yang* contém o *yin*, mas o *yin* tomará o lugar do *yang* e ocupará a posição dominante quando o primeiro desenvolve e ultrapassa o último, e, com isso, o dia se transformará em noite. Da mesma maneira, quando o *yin* retrocede e o *yang* cresce, a noite se transformará em dia.

Os médicos chineses antigos também tinham algum conhecimento sobre a relação entre mudanças quantitativas e qualitativas. De acordo com o *Huang Di Nei Jing*, o aparecimento de determinada coisa vem da dissolução, mas o desaparecimento dela, da transformação; o crescimento leva ao sucesso, mas o declínio, ao fracasso. As mudanças acontecem quando dada coisa está em movimento. Significa dizer que tudo está em movimento, e o sucesso ou o fracasso depende do movimento; quando a mudança quantitativa alcança certo nível, a mudança qualitativa ocorrerá. Tratando de transformação e dissolução separadamente, como descoberto no *Huang Di Nei Jing*, fica evidente que as mudanças quantitativas e qualitativas são diferentes e inseparáveis.

A alternação de excesso e deficiência entre o *yin* e o *yang* é freqüentemente mencionada em livros sobre Medicina Tradicional Chinesa. De acordo com o *Huang Di Nei Jing*, o *yin* dará ascensão para o *yang* quando se tornar extremo, e vice-versa. Quando o combate entre o *yin* e o *yang* atinge certo nível, uma coisa se transformará no seu oposto. Isso é apenas a lei da negação de negação.

Os pontos de vista mencionados podem ser observados em muitas obras sobre Medicina Tradicional Chinesa, tais como o *Shang Han Lun* ("Tratado das Doenças Febris Causadas pelo Frio"). Segundo esses pontos de vista, o início, o desenvolvimento e as mudanças de doença febril, bem como o prognóstico e a transmissão, são explicados. É possível verificar nesta obra que o combate entre o *yin* e o *yang* provoca mudanças em *liujing*[16] (seis canais) – três canais *yang* e três *yin*, formados durante o processo de doença febril. A medicina tradicional sustenta o ponto de vista de "equilíbrio entre promoção e inibição e o mal da hiperfunção." Reivindica-se que se o *yin* e o *yang* e o *wuxing* promovem e inibem um ao outro, e o sistema da vida de uma pessoa mantém seu equilíbrio, o corpo manterá paz e saúde; se o *yin* ou o *yang* forem muito estimulados e seu oposto fracassa na inibição, o corpo perderá seu equilíbrio, colocando tudo dentro dele fora de ordem, e certa enfermidade ocorrerá nele. Conseqüentemente, o equilíbrio entre geração e inibição e o mal da hiperfunção é um guia muito importante na prática clínica tradicional.

Relação entre o Homem e a Natureza

De acordo com a Medicina Tradicional Chinesa, o corpo humano é uma parte orgânica do universo, desse modo o *yin* e o *yang* no corpo e aqueles na natureza estão estreitamente relacionados e mutuamente condicionados. Por exemplo, mudanças no tempo e nas estações têm algum efeito sobre a produção do *yin* e do *yang* no corpo humano. O *Huang Di Nei Jing* explica:

> O homem nasce das energias do céu e da terra, e seu padrão de vida é formado pela lei das quatro estações... O céu supre o homem com *wuqi*[17] (cinco tipos de *qi*) e a terra o supre com *wuwei*[18] (cinco tipos de sabor)... Ele nasce quando aqueles tipos de *qi* estão em harmonia, e a vitalidade aparece espontaneamente quando a essência da vida e o fluido corpóreo suportam um ao outro mutuamente.

A conclusão é que "o homem está intermisturado com o céu e a terra e corresponde ao movimento do sol e da lua." Isso aponta para a relação entre o corpo e a natureza e entre o espírito e a matéria e o *qi* no *yin* e no *yang* que são mutuamente criativos. Estas são as bases materiais que originam a vitalidade. Já em 770-476 a.C., a teoria de *liuqi* como causa de doença foi registrada no *Zuo Shi Chun Qiu* (*Master Zuo's is Spring and Autumm Annals*). Isso foi sustentado pelo famoso médico, doutor He que dizia:

> O céu dotado com *liuqi* que produz *wuwei*, *wuse*[19] (cinco cores) e *wusheng*[20] (cinco tipos de som). O *liuqi*, se excessivo, pode causar seis tipos de enfermidade por meio do vento, frio, calor, umidade, secura e fogo. O *liuqi*, o *yin*, o *yang*, o vento, a chuva, a escuridão e a claridade estão distribuídos entre as quatro estações e arranjados em cinco estágios. Se excessivo, algo inesperado ocorrerá, tal como muito *yin*, frio, *yang*, calor e vento. Muito vento causará paralisia; muita chuva, desordem abdominal; muita escuridão, angústias; e muita claridade, problema do coração.

O conceito de interpenetração e correspondência dos seres humanos com o mundo natural foi mais tarde desenvolvido no de *liujing* e *liuqi*, *wuyun* e *liuqi* bem como *ziwuliuzhu* e outras teorias na Medicina Tradicional Chinesa. Isso será discutido nos capítulos seguintes.

Fisiologia e Patologia

A fisiologia humana na medicina moderna envolve o estudo de processos do corpo humano e as leis das suas funções. Essas funções envolvem os processos fisiológicos, bem como os sistemas e órgãos; as leis são manifestadas na respiração, circulação, digestão, excreção, reprodução e movimentos dos músculos, etc. A fisiologia também explica as causas e as condições dessas funções, e os efeitos do ambiente interno e externo sobre estas. Os três níveis de fisiologia humana são aqueles do corpo todo, dos órgãos e dos sistemas, e das células ou moléculas, estudados e analisados com base na anatomia.

A patologia na medicina moderna é o estudo da natureza das doenças e sua tarefa é descobrir as causas destas, a parte afetada e as reações do corpo. Ela também procura compreender as alterações nas funções, no metabolismo e nas leis da transformação durante o desenvolvimento da doença e reconhecer a substância da enfermidade. No passado, sob a influência da citopatologia de Virchow, o estudo da anatomopatologia foi enfatizado, e as pessoas despenderam muito tempo aprendendo sobre as mudanças na estrutura de órgãos, tecidos e células do corpo afetados e explorando o mecanismo da origem e do desenvolvimento da doença.

O corpo é dissecado e analisado por meio do método analítico que prevalece na fisiologia e patologia modernas, com sistemas e órgãos em primeiro plano e tecidos, células e moléculas em segundo. Do ponto de vista dos cientistas, não existe modo de conhecer o corpo como um conjunto se as estruturas locais de moléculas, células, tecidos, órgãos e sistemas ainda não tiverem sido conhecidas. O rápido desenvolvimento da ciência e da tecnologia moderna tem permitido aos fisiologistas e patologistas realizar um estudo profundo de órgãos, tecidos, células, moléculas e elétrons, desvendando seus segredos e, desse modo, aumentando o conhecimento do corpo.

Devido a condições históricas e sociais diversas, os médicos especialistas tradicionais chineses não estudaram a fisiologia e a patologia em termos de moléculas, células e tecidos, mas, ao contrário, do corpo todo. Construíram um entendimento ordenado da integração do *yin* e do *yang* e da interpromoção e restrição nos cinco órgãos *zang*, um padrão ideal de seus movimentos e desenvolvimento, a fim de elaborar suas próprias teorias de órgãos *zang-fu* e, orientados por essa teoria, descobriram os mecanismos fisiológicos e patológicos do corpo humano.

A Medicina Tradicional Chinesa acredita que o corpo humano foi inicialmente criado por meio da copulação do *yin* e do *yang*. O *Huang Di Nei Jing* declara:

> Dois tipos de *qi* atraem um ao outro e misturam-se em uma entidade física... O *yang* muda, enquanto o *yin* constitui a entidade.

O *qi* é *yang*, enquanto a essência do corpo é *yin*; a matéria e a energia (o corpo físico e sua função) crescem mutuamente e nutrem uma a outra. O *yang* é enraizado no *yin*, e o *yin* no *yang*. "Sem o *yang*, o *yin* não pode gerar; sem o *yin* o *yang* não pode mudar."

Considerando a estrutura do corpo, o *Huang Di Nei Jing* enfatiza:

> Ao falar sobre o *yin* e o *yang* do homem, o exterior é *yang*, enquanto o interior é *yin*, as costas são *yang*, enquanto o abdome é *yin*. Ao falar sobre órgãos *zang-fu*, o *zang* pertence ao *yin*, enquanto o *fu* é *yang*, isto é, o coração, o fígado, o baço, o pulmão e os rins são *yin*, enquanto a vesícula biliar, o estômago, o intestino grosso, o intestino delgado, a bexiga e o triplo aquecedor são *yang*. O *yang* do *yang* é o coração; o *yin* do *yang* é o pulmão. O abdome é *yin*. O *yin* do *yin* é o rim; o *yang* do *yin* é o fígado; o *yin* extremo do *yin* é o baço. O *yin* e o *yang*, o exterior e o interior e feminino e masculino são mutuamente correspondentes. Isso corresponde ao *yin* e ao *yang* no universo.

Assim, a relação entre as diferentes partes do corpo humano e entre essas partes e o ambiente externo iguala-se entre o *yin* e o *yang*.

A função do *qi* é o *yang*, e *a do jing* do físico é o *yin*. Desse modo, o *yang* muda no *qi* e o *yin* constitui a entidade. De acordo com o *Huang Di Nei Jing*, o *yin* preserva o *jing* da vida e fornece o motivo, enquanto o *yang* previne-se contra um invasor e une-se com o interior. O *yin* está dentro e forma a base do *yang*, e o *yang* está fora e coloca o fundamento para o *yin*. A entidade física (*yin*) e o *qi* (*yang*) crescem e nutrem um ao outro. O *Huang Di Nei Jing* também declara que o *yang* límpido encontra sua saída através das aberturas superiores, enquanto o turvo, através das aberturas inferiores. O *yang* límpido origina-se do *couli*, enquanto o *yin* turvo entra nos cincos órgãos *zang*; o *yang* límpido reabastece os quatro membros, enquanto o *yin* turvo retorna para os seis órgãos *fu*. O *qi* do *yang* límpido pode reabastecer a pele e nutrir os quatro membros. A matéria do *yin* turvo é armazenada nos cinco órgãos *zang* e descarregada dos seis órgãos *fu*, depois de ser submetida ao metabolismo. A ascensão e queda do *yin* e do *yang* e o movimento de saída e de entrada demonstram as atividades fisiológicas do corpo.

O conceito da integração de opostos entre o *yin* e o *yang* também permeia o pensamento tradicional chinês, levando em consideração saúde e doença. Os detalhes serão discutidos nos capítulos seguintes; apenas uma observação geral será feita aqui. O *Huang Di Nei Jing* cita:

> Se o *yin* estiver em harmonia e equilíbrio, e o *yang* difundir-se perfeitamente, o espírito será flutuante.

Isso significa dizer que o homem estará saudável tanto física como mentalmente se seu *yin* estiver em estado de equilíbrio, e seu *yang* preservado e sem estar muito exposto. Ao mesmo tempo, a estabilidade dentro do corpo humano – constituída pela interpromoção e restrição entre o *yin* e o *yang*, e entre o *wuxing* – também é um pré-requisito indispensável para a saúde. Se o equilíbrio é abalado ou prejudicado e o equilíbrio corpóreo perturbado, as doenças se desenvolverão. Como o *Huang Di Nei Jing* expressa, quando existe muito *yin*, o *yang* estará doente, e vice-versa... Quando o *yang* está deficiente, o frio exógeno virá, mas quando o *yin* está deficiente, o calor endógeno chegará. Por outro lado, muito *yang* pode levar a calor exógeno, mas muito *yin* pode dar origem a frio endógeno. O desenvolvimento de uma doença é um processo de luta – declínio e desenvolvimento e alterações – entre o *yin* e o *yang*. De acordo com o *Huang Di Nei Jing*, quando o frio vai para seu extremo, o calor chegará, mas quando o calor vai para seu extremo, o frio chegará. Em outras palavras, uma coisa retorna a seu oposto quando expandida além dos limites. Esse ponto de vista pode ser observado claramente no *Shang Han Lun* de Zhang Zhongjing, no qual o desenvolvimento de doenças febris é considerado um processo de mudança dos três canais *yang* para os três *yin*. Zhang declara em seu livro que quando uma pessoa adoece por fatores patogênicos (frio, por exemplo), está completamente forte, e os sintomas iniciais são apenas febre alta e sensação dolorosa por toda a parte, com constipação, devido a doenças nos canais *yang;* mas quando está enfraquecida pela doença, alguns outros sintomas serão encontrados, tais como vômito, diarréia, pulso fraco, extremidades frias e entorpecimento, e a razão é que seus canais *yang* se tornaram três canais *yin*. Entretanto, quando sua resistência se torna mais forte, os três canais *yin* se tornarão três *yang* e sua saúde será recobrada. De acordo com o *Jin Kui Yao Lue Fang Lun* ("Sinopse das Prescrições da Câmara Dourada"), também escrito por Zhang Zhongjing, quando percebe que o fígado é afetado, o médico prepara uma prescrição para o baço em vez do fígado porque acredita que a doença do fígado se difundirá para o baço. Aprenda sobre as relações entre interpromoção e restrição do *wuxing* e os cinco órgãos *zang*, e será possível saber como prevenir e tratar as doenças. É a integração do *yin* e do *yang*, como salienta Zhang Zhongjing em seu *Shang Han Lun* e *Jin Kui Yao Lue Fang Lun*, que dá origem ao desenvolvimento e à transformação das doenças.

Diagnóstico e Tratamento

Os principais métodos usados na Medicina Ocidental estão baseados na dissecção e na análise do corpo humano, para descobrir localização, causa e efeito da doença. Com o exame de sintomas e sinais corpóreos, de acordo com os requerimentos da fisiologia e da patologia, o diagnóstico enfatiza os meios físicos, químicos e histológicos para abrir a caixa-preta e observar as alterações que atingem órgãos, tecidos, células e fluidos corpóreos afetados; e, ainda, os elementos patogênicos, como parasitas, bactérias e vírus.

Com o desenvolvimento da ciência e da tecnologia, muitos métodos novos têm aparecido para explorar o corpo humano. O microscópio eletrônico pode ajudar a observar micróbios patogênicos e mesmo mais formas infinitamente pequenas e estruturas em histiócitos dentro do corpo humano. A tomografia assistida por computador (TAC) eletrônica pode ajudar a saber mais sobre a estrutura dos órgãos e suas alterações dos diferentes lados e camadas. O diagnóstico ultra-sônico pode detectar o parênquima orgânico dentro do corpo por meio de ondas ultra-sônicas. Os eletrocardiogramas, eletroencefalografias e eletromiogramas podem mostrar a condição das funções dos órgãos e desempenham grande papel no diagnóstico médico. A tendência atual, entretanto, é que um grande número de médicos está dependendo cada vez mais de exames físicos, químicos e histológicos na prática.

O princípio terapêutico da Medicina Ocidental também é usado para verificar as causas de doenças, causadas por exemplo, por bactérias, vírus, rickettsias, espiroquetas, fungos e parasitas, trauma tecidual e perda de equilíbrio entre fatores ambientais internos, como nervos, fluido corpóreo e outros, a fim de encontrar o local das doenças e aplicar um tratamento correspondente. Com esse método, as causas da doença serão eliminadas e o processo patológico será mudado.

Devido às diferenças na metodologia e nas condições científicas e tecnológicas, quatro métodos são geralmente adotados na Medicina Tradicional Chinesa – observação, auscultação e olfação, interrogatório, verificação de pulso e palpação – para explorar sintomas e sinais das doenças. A julgar pela informação obtida, um princípio orientador é desenvolvido para decidir sobre a natureza da doença. Esse princípio-guia consiste em quatro pares de categorias: exterior e interior, frio e calor, deficiência e excesso, e *yin* e *yang*, sendo também chamados de "oito princípios". Desses oito princípios, o *yin* e o *yang* são considerados os princípios-guias gerais. O interior, o frio e a deficiência pertencem ao *yin* por natureza, enquanto o exterior, o calor e o excesso são *yang*. O *yin* e o *yang* também são considerados princípios-guia para a localização da doença – ou nos cinco órgãos *zang* ou nos seis órgãos *fu* – e a formação de conceitos, como *qi* e sangue, fluido corpóreo, físico e vitalidade. E a noção de conformação, integração, combate e declínio entre o *yin* e o *yang* também é usada para formar um diagnóstico correto sobre a doença e predizer seu desenvolvimento futuro.

O motivo concludente de uma doença, de acordo com a Medicina Tradicional Chinesa, é o desequilíbrio entre o *yin* e o *yang* e desordem do *wuxing*, assim o que se deve fazer antes de tudo é ajustar a relação entre eles. A síndrome do calor deve ser tratada com drogas de natureza fria, a síndrome do frio com drogas de natureza quente, o prolapso e a ptose com método de levantamento, a síndrome da deficiência com método de reforço ou preenchimento, a síndrome do excesso com método de purgação e redução, e assim por diante. Estes, com ascensão, queda, flutuação e afundamento (como descrições da direção de movimento da droga), tratam o *qi* ou o sangue, nutrem o *yin* ou preenchem o *yang* – auxílio no "reajuste do *yin* e do *yang* para efetuar o equilíbrio entre eles e reforçar o *qi* e construir a resistência do corpo para eliminar os fatores patogênicos.

Na Medicina Tradicional Chinesa, existem oito métodos terapêuticos: diaforese, êmese, purgação, mediação, clareamento do calor, aquecimento, resolução e tonificação. Como os médicos chineses antigos salientavam, a diaforese é usada quando os fatores patogênicos são externos e o *yang* está impedido de defender o corpo; a êmese é utilizada quando esses fatores estão na parte superior do corpo, e o *yang* não é capaz de ascender como é normal; a purgação é usada quando os fatores estão na região mediana ou inferior, impedindo o *yang* de estabelecer-se no meio, ou causando constipação e congestão na porção inferior; a mediação é usada quando existe desarmonia entre exterior e interior, superior e inferior, fígado e baço; o método de clareamento é usado quando o calor patogênico excessivo prevalece no *qi*, nos sistemas de nutrientes e de sangue, mas sem nenhum excesso fora (constipação ou obstrução); o método de aquecimento é usado quando o frio patogênico no *yin* invade o sistema *jingluo* e os órgãos *zang-fu*; "resolução" é usada quando existe estagnação no *qi* e estase no sangue, retenção de espirro, estagnação de água e estagnação de indigestão, para "livrar-se de supérfluos"; e a tonificação usada quando não existe *qi* ou outra força física suficiente para "reabastecer algo perdido". Todos esses métodos foram criados para regular o *yin* e o *yang* e restabelecer a parte que desempenha o *wuxing*.

O conceito de confrontação e integração entre o *yin* e o *yang* e de influência seqüencial entre os órgãos *zang-fu* é a lei fundamental que governa a Medicina Tradicional Chinesa no diagnóstico e tratamento de doenças.

Prescrições e Drogas

A principal tarefa da farmacologia na Medicina Ocidental é analisar componentes, composição química e estrutura das drogas. É no fundamento dessa escola de investigações de medicina que se mostra como os vários componentes agem sobre o corpo humano e seus patógenos, com as alterações estruturais e metabólicas, para assim prevenir e curar doenças e preservar a saúde. Nos últimos anos, o progresso na fisiologia e na bioquímica tem dado estímulo ao desenvolvimento inicial da teoria receptora do efeito das drogas, que trata do efeito preventivo e curativo produzido pela combinação de estruturas moleculares de uma droga com a estrutura de certos componentes em determinada parte da célula. O principal método usado na Medicina Ocidental começa com uma análise e, então, faz-se um experimento na expectativa de abrir-se tão profundamente quanto possível a caixa-preta de ambos – drogas e corpo humano. Esse método ajuda os cientistas ocidentais a aprenderem mais sobre as drogas e seus efeitos no corpo.

A Medicina Tradicional Chinesa, ao contrário, não lida com o método de abrir a caixa-preta de drogas ou do corpo. Sua tarefa principal é descobrir a natureza, o gosto, a função e o efeito da droga, estudando seu efeito e a resposta do corpo a ela. Para-se obterem tais informações é necessário práticas repetidas, comparações e experiências pessoais, que são resumidas e guiadas pelo princípio do *yin* e do *yang* e do *wuxing*.

Existem várias prescrições na Medicina Tradicional Chinesa e, de acordo com seus efeitos, elas podem recair em dez tipos: remoção de obstrução, dispersante, tonificante, purgativa, diaforética leve, forte, lubrificante, adstringente, dessecante e umedecedora. O primeiro tipo de prescrição é usado para estase ou obstrução; o segundo, para estase, flegma e êmese; o terceiro, para deficiência; o quarto, para constipação e calor excessivo, frio acumulado e fluido corpóreo retido; o quinto, para diaforese; o sexto, para o medo; o sétimo; para disúria e eliminação de cálculos; o oitavo, para suor excessivo, emissão seminal e diarréia "protaída"; o nono, para umidade patogênica; e o décimo, para o preenchimento de fluido corpóreo. Estes tipos de prescrições são usados em termos de *yin* e de *yang* e de *wuxing* de acordo com a lei de unidade de opostos, e *yin* e *yang* devem ser o princípio-guia na determinação dos ingredientes de uma prescrição.

Uma prescrição na Medicina Chinesa geralmente consiste de quatro partes, cada uma possuindo seu próprio efeito na doença. Elas são *jun* (a principal), *chen* (a adjuvante), *zuo* (a auxiliar) e *shi* (a condutora). Como Li Dongyuan (1180-1251), médico da dinastia Jin (1115-1234), colocou, doenças possuem causas variadas. A causa principal deve ser removida por um ingrediente chamado *jun*, mas outras causas devem ser tratadas com aquelas pertencentes ao *zuo* e *shi*. Isso é muito importante na preparação de uma prescrição. Em outras palavras, esses ingredientes chamados *jun* são usados para tratar o sintoma principal, enquanto aqueles considerados *chen* são para intensificação de seus efeitos, e aqueles conhecidos como *zuo* são para a restrição da potência dos ingredientes *jun* quando eles forem muito fortes ou fracos. Como para os ingredientes *shi*, eles são geralmente dados para ajudar outros ingredientes com seus efeitos diretamente na parte afetada ou coordenar os efeitos de outros ingredientes.

A teoria de preparação da prescrição é uma lei usada amplamente na Medicina Tradicional Chinesa. O mais importante é descobrir a contradição principal e tratar a causa principal da primeira doença. Isso não significa negligenciar outras causas; em vez disso, é necessário usar outros ingredientes para lidar com outras causas e, ao mesmo tempo, prestar atenção em coordenar os efeitos de ingredientes variados na doença.

Em seu livro *Ben Cao Bei Yao* (*Essentials of Materia Medica*), Wang Ang (1615-?), médico que viveu nos primeiros anos da dinastia Qing (1644-1911), resumiu alguns pontos sobre a farmacologia predominante em *Huang Di Nei Jing* e *Ben Cao Gang Mu* (*Compendium of Materia Medica*). Ele dizia:

> Frio, calor, quente e frescor são *siqi* (propriedades da droga), enquanto picante, doce, ácido, amargo e salgado são *wuwei*. *Siqi* pertence ao *yang*, mas o *wuwei* ao *yin*. Quando o *siqi* está forte, haverá *yang* no *yang*, mas quando o *siqi* está menos forte, haverá *yin* no *yang*; quando o *wuwei* está grosso, haverá *yin* no *yin*, mas quando o *wuwei* está menos

> grosso, haverá *yang* no *yin*. A droga com *siqi* menos forte ajuda a transpirar, mas aquela com *siqi* forte torna você quente, enquanto a droga com *wuwei* grosso serve como purgativo, mas aquela com *wuwei* menos grosso remove obstrução. A droga picante e doce com um efeito dissipador pertence ao *yang*, mas a droga ácida e amarga com um efeito drenante e purgativo ao *yin*. A droga salgada com um efeito brotante e purgativo é *yin*, mas a droga aromatizada leve com um efeito drenante e purgativo é *yang*. As coisas leves e claras que ascendem e flutuam no corpo são *yang*, mas as pesadas e turvas que afundam e descendem são *yin*. O *yang-qi* (propriedades pertencentes ao *yang*) traspassa os orifícios superiores, mas o *yin-wei* (sabores pertencentes ao *yin*) passa pelo caminho dos orifícios inferiores. O *yang* límpido evapora através da pele, mas o *yin* turvo move-se através dos cinco órgãos *zang*; o *yang* límpido reabastece os quatro membros, mas o *yin* turvo agrupa-se aos seis órgãos *fu*. Isso é o que o *yin* e o *yang* subentendem.

Obviamente, *siqi* e *wuwei* na matéria médica auxiliam a realizar o reajuste da relação entre o *yin* e o *yang* no corpo humano.

Deve ser notado, além disso, que o *yin* e o *yang* no *siqi* e no *wuwei* são considerados por terem algo a fazer com aquelas coisas do mundo natural. A Medicina Chinesa acredita que o *yin* e o *yang* no *siqi* e no *wuwei* estão relacionados àquelas coisas do mundo natural. Li Dongyuan afirmou:

> Drogas podem ser frias, mornas, frescas ou quentes, e seus sabores podem ser picante, doce, ácido, amargo ou salgado. Algumas drogas serão ascendentes e flutuantes no corpo depois de ingeridas, mas outras serão descendentes e submergentes. Além disso, existem outras diferenças entre elas. Algumas vezes, a propriedade é a mesma, mas o sabor é diferente, e outras vezes o sabor é o mesmo, mas a propriedade é diferente. A propriedade pode ser comparada ao céu, e a morna e a quente pertencem ao *yang* no céu, mas a frescura e a frieza são *yin* no céu. O céu possui os atributos de *yin* e *yang*, vento, frio, calor de verão, umidade, secura, fogo, três canais *yin* e três *yang*, e todos refletem a existência do *yin* e do *yang* no céu. O sabor é comparado à terra, a qual possui os atributos de *yin*, *yang*, metal, madeira, água,

> fogo, terra, criação, crescimento, mudança e "coleta". Os sabores picante, doce e "comum" pertencem ao *yang* na terra; os sabores ácido, amargo e salgado são do *yin*. O *yin* e o *yang* também são refletidos na terra. As coisas claras e brilhantes com *siqi* e *wuwei* podem tornar-se imagens, e como o céu é a fonte delas, estas tendem a ascender; enquanto as pesadas e turvas podem tornar-se físicas, e como a terra é a fonte delas, estas tendem a descender.

Por essa razão, para tratar as doenças na parte superior do corpo, as drogas com *siqi* menos forte e *wuwei* são prescritas mais freqüentemente; para doenças na parte inferior, as drogas cuja propriedade e sabor são em geral menos fortes são freqüentemente usadas. Esta é a base da teoria médica chinesa.

Muitos tipos de drogas chinesas são descritas como possuindo função dupla na prática clínica. Por exemplo, o ginseng (*Radix Ginseng*) ajuda a aumentar o nível de açúcar do sangue, enquanto a raiz do *astragalus membranaceus* (*Radix Astragali*) é boa para aumento ou diminuição da pressão sangüínea. Essa função dupla, entretanto, não pode ser cumprida por aquelas drogas somente; o ajuste para o equilíbrio de *yin* e de *yang* é necessário de acordo com o princípio de *bianzhenglunzhi*.

Manutenção da Saúde

Existem muitos trabalhos na manutenção da saúde na Medicina Tradicional Chinesa, e vários métodos criados pelo povo chinês, incluindo médicos, têm provado seus valores na melhora da saúde e no prolongamento da vida. Os métodos são diferentes uns dos outros, mas seus princípios são os mesmos, ou seja, ajustar o equilíbrio do *yin* e do *yang* e obter a função dos órgãos *zang-fu* coordenados, como explicado no *Huang Di Nei Jing:*

> Nos tempos antigos, aqueles que tinham aprendido *dao* agiram de acordo com as mudanças no *yin* e no *yang*, e em harmonia com a natureza, e praticaram o autocultivo. Comiam moderadamente, trabalhavam e descansavam em tempos regulares, e sempre evitavam exercício excessivo. Ao fazer isso, podiam estar com espírito elevado e boa saúde e desfrutar de uma longa vida. Para esse propósito, tentavam

> evitar vento e secura perversos cuidadosamente, preservar a vitalidade com mente simples e evitar doenças com bom espírito. Além disso, cuidavam em ter a mente paciente e nunca estar com medo de nada, em tornar o corpo flexível, sem torná-lo cansado, e manter o *qi* fluindo suavemente. Como para a vida diária, tentar desfrutar o que você come e veste, e seguir os costumes locais, mas não para sentir inveja daqueles de alta posição social. Em tal sociedade, qualquer um pode estar verdadeiramente satifeito em ter todas as suas necessidades supridas. E somente deste modo você pode manter sua vitalidade e vida até os 100 anos de idade.

Para resumir, o mais importante é cultivar o caráter moral. A fim de alcançar esse nível, você deve manter a mente calma, concentrar a atenção na atividade mental, agir conforme a lei da natureza e adaptar-se às estações; assim *yin* e *yang* do corpo ficarão coordenados com os da natureza. Além disso, procure sempre que possível beber e comer moderadamente, levar uma vida regular e trabalhar com descanso adequado. Enquanto seguir esse estilo de vida, cuide do *jing* e do *qi*, faça exercícios físicos e controle seus órgãos internos; desse modo existirá equilíbrio entre o *yin* e o *yang* e seu corpo será melhor. Por exemplo, *taijiquan* (luta marcial com oponente imaginário *taiji*) serve bem ao propósito. Quando você fizer esse exercício, os movimentos deverão ser leves, ágeis, serenos e vívidos, justamente como nuvens flutuando no céu e água correndo no ribeirão, com sua vontade dirigindo o fluxo do *qi* e o *qi* controlando seu corpo. Depois disso, seu corpo estará relaxado e calmo naturalmente. Fazendo esse exercício de manutenção da saúde tradicional, você não terá apenas seus músculos e ossos flexíveis, mas, também, fará seus órgãos internos trabalharem mais efetivamente. Esse exercício basea-se na teoria do *yin* e do *yang* e é, portanto, chamado *taijiquan*.

O *qigong* (treinamento da energia) tinha uma longa história na China, e como ele é bom para a saúde, esse treinamento de energia torna-se popular no país. Alguns pesquisadores acreditam que existe um método chamado *tuna* (exalação e inalação) no *qigong*, que pode ajudar a remover a obstrução no sistema *jingluo*, regular o fluxo do *qi* e sangue e restabelecer o equilíbrio entre o *yin* e o *yang*. A razão disso é que o sistema nervoso vegetativo pode ser regulado no processo. Como se sabe, os órgãos *zang-fu* são tão importantes no corpo humano e, ainda, são estimulados e regulados pelo sistema nervoso vegetativo, que não se move com a vontade como os nervos motores. Devido a sua autonomia na atividade, o sistema nervoso vegetativo também é chamado de sistema nervoso autônomo. Esse sistema consiste em dois sistemas menores: simpático e parassimpático, cujas funções são diferentes, mas mutuamente reguladoras. Uma vez que o sistema nervoso simpático é excitado, a força dentro dos órgãos será mobilizada e quaisquer mudanças no ambiente a sua volta serão tratadas. Sua função é completamente similar ao *yang* na Medicina Tradicional Chinesa. Por outro lado, quando o sistema nervoso parassimpático é excitado, a digestão será promovida, o consumo reduzido e a energia preservada. Isso soa como o *yin* na Medicina Chinesa. Quando você fizer *qigong*, tente respirar com a mente concentrada no *dantian*, uma região três centímetros abaixo do umbigo. O processo de exalação reagirá no centro "apnêustico", e o sistema nervoso parassimpático é excitado, enquanto o processo de inalação intensifica a excitação dos nervos simpáticos. *Tuna* no *qigong* é um tipo de exercício, no qual a mente é usada para dirigir o fluxo de *qi*, quando você está calmo e completamente relaxado e os sistemas nervosos simpático e parassimpático são colocados em estado de equilíbrio entre o *yin* e o *yang*, o que é bom para a saúde. Com essa teoria como princípio-guia, os médicos do Instituto de Pesquisa de Qigong de Xangai têm tentado tratar a pressão sangüínea alta por meio do *qigong* e conseguiram bons resultados. Naturalmente, o *qigong* também pode ajudar os pulmões a melhorar outras funções corpóreas, causando grande aumento e queda nos músculos do diafragma que desempenha o mesmo papel como tratamento de massagem na melhora da função dos órgãos internos, facilitando o fluxo do *qi* e do sangue e realizando alterações nas secreções internas, que é vantajoso para a saúde. O *qigong*, que também é baseado na teoria do *yin* e do *yang*, tem feito muito para a manutenção da saúde e para o tratamento médico.

A julgar por uma explicação, podemos observar que a Medicina Tradicional Chinesa possui um conjunto completo de teorias na fisiologia, patologia, diagnóstico, prescrição, medicação e manutenção da saúde, que, considerado rico e variado no conteúdo, tem muito a fazer com a teoria do *yin* e do *yang*. Munidas com essa teoria, as pessoas estão tentando descobrir a lei que governa alterações e fenômenos fisiológicos e patológicos intrincados e complexos dentro do corpo humano.

TEORIA *WUXING* E ORDEM NO CORPO HUMANO

Os filósofos materialistas da Grécia antiga defendiam a idéia de a água ou o fogo ser a origem do mundo. Os filósofos da Índia antiga acreditavam que o mundo tinha se originado da terra, da água, do vento e do fogo. Os filósofos da China antiga, entretanto, consideraram a matéria como a origem do mundo, o qual, afirmavam, consistia em madeira, fogo, terra, metal e água, podendo ser observada muito freqüentemente na vida humana e no trabalho. Eles acreditavam que esses elementos estavam mutuamente relacionados, condicionados e intercambiáveis e podiam, ao mesmo tempo, virar um sistema de controle ordenado. Foi com esse fundamento que a teoria do *wuxing* foi desenvolvida e tornou-se plena de materialismo ingênuo.

Os antigos reconheciam que as muitas variedades de matéria possuíam certa generalidade dinâmica da mesma categoria (como o sistema isomórfico na teoria isomórfica da sistemática). Eles criaram uma analogia entre as coisas no mundo e fizeram uma indução para isso, desse modo os cinco tipos de matéria em *wuxing* – madeira, fogo, terra, metal e água – foram considerados um resumo geral para explicar as várias coisas no mundo. De acordo com o *Shang Shu*, um dos livros clássicos do Confucionismo escritos na dinastia Zhou, a água umedece o que está embaixo, o fogo queima o que está acima, a madeira endireita o que está curvado, o metal transforma e corta, e a terra empenha-se em semear e colher. Aqueles que umedecem penetram embaixo, limpam e refrescam e pertencem à "água"; aqueles que queimam aquecem, inflamam-se e têm hiperfunção ao "fogo", aqueles que geram masculinizam-se, harmonizam e adaptam-se às mudanças à "madeira"; aqueles que são solenes, sólidos, tenazes e puros ao "metal", e aqueles que nutrem desenvolvem e crescem à "terra". Esse método é o que distingue a Medicina Tradicional Chinesa da Medicina Ocidental. Alguns capítulos no *Huang Di Nei Jing* mencionam que as coisas comumente vistas no mundo natural e nos órgãos *zang-fu*, com suas funções, têm sido classificadas sob *wuxing*, como mostrado no quadro a seguir:

	Wuxing				
	Madeira	**Fogo**	**Terra**	**Metal**	**Água**
Corpo Humano					
Órgãos *Zang*	Fígado	Coração	Baço	Pulmão	Rim
Órgãos *Fu*	Vesícula biliar	Intestino delgado	Estômago	Intestino grosso	Bexiga
Órgãos dos Cinco Sentidos	Olhos	Língua	Boca	Nariz	Orelhas
Configuração e Constituição	Músculo	Artérias e veias	Carne	Pele e cabelo	Osso
Emoções	Raiva	Alegria	Ansiedade	Dor	Apreciação
Wusheng	Gritaria	Risonho	Cantante	Lamentação	Gemido
Mudanças	Detenção	Estagnação Obstrução	Soluço e esforço para vomitar	Expecto-rante	Tremor
Mundo Natural					
Estação	Primavera	Verão	Verão tardio	Outono	Inverno
Processo de Desenvolvimento	Começo de vida	Crescimento	Dissolução	Colheita	Armazena-mento
Clima	Vento	Calor de verão	Umidade	Secura	Frio
Wuse	Azul	Vermelho	Amarelo	Branco	Preto
Wuwei	Ácido	Amargo	Doce	Picante	Salgado
Wuyin	*Jue*	*Zhi*	*Gong*	*Shang*	*Yu*

Isso justifica o fato de que os órgãos *zang* correspondem ao *wuxing* com o fígado sendo do gênero da madeira, o coração do fogo, o baço da terra, o pulmão do metal, e os rins da água. Isso ocorre porque eles possuem atributos similares, transformam nutrientes dentro do corpo e necessitam de nutrição do fluido corpóreo e do sangue dos rins, exatamente como a madeira necessita de conforto, facilidade e flexibilidade. O coração bate constantemente, como as chamas do fogo. Injeta e deixa o fluxo sangüíneo vermelho e produz energia de calor. Já que estas são as propriedades específicas do fogo, acredita-se que o coração seja do gênero do fogo. A função do baço é similar àquela da terra, à qual é a casa de muitas coisas, já que pode digerir e absorver nutrientes para o organismo e é o alicerce do cultivo pós-natal. O pulmão é como o metal: é efetuado pelo ar (como na respiração e na oxidação) e faz sons quando vibra. Os rins possuem propriedades específicas, similares àquelas da água, com tendência a fluir para baixo e eliminar. Nutre e umedece os órgãos *zang-fu* e, quando energizando (algo como evaporação), umedece o corpo todo. O conceito de análise da relação entre os órgãos *zang-fu*, por um lado, e entre *wuwei*, *wuse* e *wusheng* no mundo natural e *wuxing*, por outro, tem sido amplamente aplicado na teoria médica tradicional chinesa e na prática clínica.

Os métodos – comparar semelhanças para buscar idênticos e usar exemplos para criar analogias – foram habitualmente usados na teoria do *wuxing* na Medicina Chinesa. Esses métodos analisam e classificam as qualidades e as características especiais de coisas na mesma categoria. Uma relação orgânica entre elas é então estabelecida mediante comparação e analogia. Esses dois métodos são em geral mencionados no *Huang Di Nei Jing*, que expõe:

> Você se sentirá confuso se não souber como discriminar entre as diferentes categorias da medicina.

Esses métodos de pensamento analógico são baseados no princípio materialista de diversidade e unidade da matéria. Embora a relação entre tipos diferentes de matéria possa ser aprendida de acordo com esse princípio, a conclusão para qual conduz é apenas uma probabilidade, mas poderia ajudar na formulação de idéias por meio do pensamento criativo. Os médicos chineses antigos demonstraram o pensamento criativo na ciência médica, o qual foi usado para guiar suas práticas clínicas. Eles podiam mesmo antecipar algumas idéias médicas, e que se tornaram conhecidas apenas recentemente. Na história da ciência, tem havido muitos precedentes para as idéias criativas originais pela associação analógica. Quando August Kekule von Stradonitz (1829-1896), famoso químico alemão, estava estudando a estrutura do benzeno químico orgânico, imaginou o átomo como um agrupamento de cobras mordendo os rabos umas das outras. Iluminado por essa associação, apresentou a teoria mundialmente famosa da estrutura de anel da molécula do benzeno, composta de seis átomos de carbono e seis de hidrogênio.

O ponto mais importante na teoria do *wuxing* é seu conceito de geração, inibição, transgressão e dominação, o que corporifica o pensamento dialético espontâneo. A chamada intergeração do *wuxing* reivindica que a madeira gera o fogo, o fogo gera a terra, a terra gera o metal, o metal gera a água e a água gera a madeira; enquanto, de acordo com a interinibição, a madeira inibe a terra, a terra a água, a água o fogo, o fogo o metal e o metal a madeira. Na relação de intergeração, cada elemento consiste em duas fases: "gerando" e "gerado", que estão ligadas à relação entre "dominando" e "dominado", que, por sua vez, é similar àquele entre a mãe e seu filho no *Nan Jing* (*On Difficult Medical Problems*). Na relação de interinibição, cada um também consiste em duas fases, que são "dominando" e "dominado" no *Huang Di Nei Jing*. Na relação entre geração e inibição, a geração significa nascimento e crescimento da matéria, e a inibição o condicionamento mútuo dos opostos. A geração e a inibição mostram que as coisas são ligadas e imutáveis; mutuamente geram e inibem e mutuamente se contrapõem e se complementam; elas avançam o movimento e o desenvolvimento do crescimento material e declínio. Se um elemento do *wuxing* é muito opressivo, um elemento correspondente o inibirá, desse modo existe equilíbrio entre o *yin* e o *yang*, exatamente como a regulação de "feedback" na ciência moderna. O *Huang Di Nei Jing* afirma:

> A predominância máxima resultará em recuperação; após a recuperação, o domínio será recobrado. O dano será decorrido se não houver recuperação.

Isso explica muito bem a causa. Conseqüentemente, a geração e a inibição mútuas equivalem à relação normal entre todos os elementos do *wuxing*. A chamada "transgressão" refere-se à invasão através de um ponto vulnerável. Por conseguinte, se fígado-madeira é excessivamente dominante, buscará um ponto vulnerável no baço-terra onde a madeira inibe a terra, e o baço torna-se doente. A dominação significa a coerção do mais fraco pelo mais forte. Por exemplo, enquanto o metal em geral inibe a madeira, excessivamente dominante o fígado-madeira esmaga o metal, fazendo com que pulmão-metal torne-se doente. A transgressão e a dominação, portanto, significam distúrbio na relação harmoniosa normal entre coisas devido a hiperfunção ou hipofunção que dá origem a doenças. No *Huang Di Nei Jing* afirma-se:

> A hiperfunção causa dano e deve ser reprimida. Quando é reprimida, a geração e a metamorfose prevalecem, e o próspero e o declínio aparecem por fora. O dano busca a deficiência e a desordem em detrimento da geração e da metamorfose.

De acordo com Zhang Jingyue (1563-1640), autor de vários livros em especialidades tais como ginecologia, pediatria e cirurgia, o mecanismo da geração e metamorfose não trabalhará sem geração ou inibição. Sem a geração, não existirá base para crescimento e desenvolvimento; sem a inibição, a hiperfunção decorrerá e causará dano. Em outras palavras, crescimento e desenvolvimento excessivos (hiperfunção) são nocivos; apenas quando as coisas condicionam uma a outra é que elas podem manter equilíbrio relativo, que é bom para ambas – geração e metamorfose.

Um padrão de modelo de geração, inibição, condicionamento e metamorfose do corpo, com base na teoria do *wuxing*, pode ser como o esquema a seguir. O mecanismo relativamente estável entre os cinco órgãos *zang*, mantido por meio dos vários circuitos de "feedback" é muito semelhante à teoria cibernética da homeostase.

Em seu artigo *Chinese Medicine – A Miracle in the History of Sciences*, Hua Guofan e Jin Guantao afirmam:

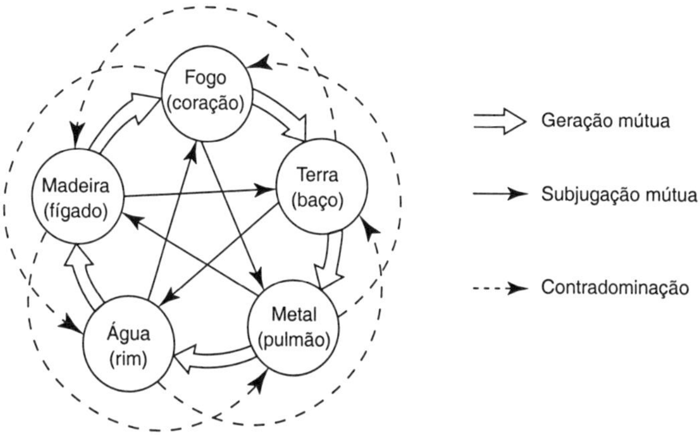

A homeostase, também chamada de sistema estabilizado superior, foi primeiro mencionada por Aishibi, renomado especialista em cibernética. Em seu livro *Design of the Cerebrum*, descreveu em detalhes as particuliaridades especiais desse aparato, caracterizado pela imitação de um sistema complexo e estruturalmente capaz de manter a estabilidade de modo automático. Como é mostrado no diagrama, a homeostase é composta de A, B, C, D e E – cinco subsistemas de relações de "feedback" mútuo.

A homeostase possui duas características interessantes. Primeiro, se uma seção do sistema (por exemplo, subsistema A) desvia algo do estado de equilíbrio, a reação dos outros subsistemas ajudarão a restaurá-lo. Mas se o desvio é suficientemente grande, e a reação dos subsistemas é incapaz de ajudar o subsistema A a restaurar seu equilíbrio dentro de um tempo curto, então um ou vários outros subsistemas também podem desviar-se. Segundo, se existe apenas um equilíbrio no sistema, então independentemente de seu estado inicial, às vezes recobrará a estabilidade por meio da interação entre os vários subsistemas. Já que o sistema é instável, constantemente buscará o equilíbrio.

Essas duas propriedades importantes da homeostase são muito difundidas no corpo humano. Se os subsistemas A, B, C, D e E do diagrama são tomados para cada elemento do *wuxing* ou cada um dos cinco órgãos *zang*, e a estabilidade básica do sistema é a saúde do corpo humano normal, então o estado patológico é conseqüência de uma doença na homeos-

> tase. A tecnologia de controle construída nas bases da teoria dos órgãos *zang-fu* geralmente utiliza a energia aplicada externa para o estado doentio e restaura-o para a saúde.
>
> O conceito de estabilidade na teoria do *zangxiang* é muito básico. As variáveis dos sistemas diferentes dentro dos órgãos *zang* mostram relação entre a nutrição, geração e promoção mútuas. Outros manifestam o relacionamento diminuindo progressivamente de condicionamento e restrição mútua. Eles constituem relação reguladora complexa entrelaçada com vários tipos de circuitos de "feedback" positivo e negativo. Existe condicionamento na geração e há geração no condicionamento; ambos são opostos e complementares um ao outro e operam por si mesmos continuamente, nos quais os movimentos variados de vida e as várias funções no corpo mantêm estabilidade relativa. Sob condições normais, tal estabilidade é fortemente mantida. O organismo poderia ter sido repetidamente perturbado por vários fatores externos, e o equilíbrio poderia do mesmo modo ser repetido, mesmo tendo permanecido em estado de flutuação constante. Devido a cada órgão interno possuir seu próprio poder de resistência a doenças, e por existir um mecanismo de coordenação mútua entre os vários sistemas viscerais, as mudanças podem não ser facilmente capazes de ultrapassar certo valor limiar. Portanto, as variáveis básicas dos vários sistemas viscerais são capazes de manter a estabilidade relativa... Entretanto, se fatores patogênicos internos e externos forem muito fortes e o estado de certos órgãos *zang* é forçado a ultrapassar o equilíbrio relativo necessário para preservar a saúde, o corpo será afetado por doenças. O padrão de modelo dos órgãos *zang-fu* nos forneceram uma fórmula para a transmissão de distúrbios patogênicos, bem como para a coordenação das energias variadas dentro do corpo. Em concordância, podemos efetivamente guiar o regulamento e o controle de muitas doenças, observando esse padrão.

A teoria do *yin* e do *yang* e a do *wuxing* sustenta que a relação entre as coisas, entre os órgãos *zang* no corpo, e entre o corpo e a natureza, tem adquirido equilíbrio relativo e estabilidade por meio de hereditariedade, condicionamento, geração e inibição. Existe uma relação holística ordenada e regular, bem como um condicionamento mútuo. Isso coincide com o conceito de equilíbrio e ordem na biologia e na medicina moderna. Atualmente, reconhece-se que o mecanismo dos seres vivos segue estritamente a lei de equilíbrio relativo e a ordem, de forma a manter um tipo de estabilidade relativa, da qual o interior do mecanismo depende para sua existência. Na formação da proteína do DNA-RNA, a purina, a pirimidina e vários tipos de aminoácidos estão combinados em um nucleotídeo e em uma proteína, estritamente de acordo com determinada composição, combinação de arranjo e padrão estrutural. A estrutura e a atividade das células são caracterizadas por uma base material constituída de compostos complexos e muitos tipos de macromoléculas, e suas assimilações e transferências funcionam em rigoroso acordo com certo inter-relacionamento e ordem. Os órgãos não são domínios independentes administrando seus próprios modos e, assim, realizam as atividades fisiológicas do corpo todo em união mediante inter-relações extremamente complexas e sutis de acordo com interações governadas por várias leis. Mas elas estão todas sob o controle de nervos e fluido corpóreos. A excitação e a inibição, "feedback" e regulação, por exemplo, são conduzidas estritamente de acordo com o princípio de equilíbrio e ordem. Uma vez que isso é perturbado ou abalado por causas físicas, químicas, biológicas ou mentais, as doenças, ou mesmo a morte, surgem se o organismo for incapaz de superar o caos. O câncer, por exemplo, é um processo de proliferação na proteína do DNA-RNA e na célula, que está fora de controle e assim a célula se torna cancerosa. As células cancerosas distendem-se e proliferam, prejudicando seriamente o equilíbrio e a ordem dentro do mecanismo e finalmente interrompendo a vida do paciente.

O equilíbrio ecológico e a ordem também devem ser mantidos entre os seres vivos e o ambiente; de outra maneira, os seres vivos não existiriam na Terra. Alguns deles em tempos remotos, por exemplo, tornaram-se extintos porque uma grande alteração no ambiente abalou o equilíbrio ecológico original. Esses problemas têm sido tratados pela Medicina Tradicional Chinesa por meio do equilíbrio relativo entre o *yin* e o *yang*, e pela ordem de geração, inibição, condicionamento e metamorfose do *wuxing*, mas não o suficiente por algumas razões históricas. Todavia, o pensamento dialético contido nisso tem refletido a sabedoria da população chinesa.

O conceito do *wuxing* tem sido amplamente aplicado à prática clínica com bons resultados. O *Nan Jing* afirma:

> Aquele cujo diagnóstico pela observação da compleição deveria observar o *wuse* da face para revelar a gravidade da enfermidade; aquele cujo diagnóstico por auscultação e olfação deveria ouvir por *wusheng* para diferenciar a enfermidade; e aquele cujo diagnóstico por interrogatório deveria perguntar ao paciente qual sabor de *wuwei* ele mais gosta, com uma visão para saber como a enfermidade se originou e onde está localizada.

Isso faz uso da relação entre os órgãos *zang*, *wuse*, *wusheng* e *wuwei* para ajudar a diagnosticar uma enfermidade. Nesse livro afirma-se ainda:

> Em caso de síndrome insubstancial, tonifique as "vísceras-mãe"; no caso de síndrome excessiva, elimine as "vísceras-filha". Este é um princípio terapêutico verificado por aplicação da relação de geração e inibição entre o *wuxing*. De acordo com o *Jin Kui Yao Lue Fang Lun*, para curar uma doença antes que seu início signifique que quando o fígado está afetado, uma prescrição é preparada para tonificar o baço, já que o médico sabe que a doença hepática penetra no baço... Para doenças do fígado, a droga que é ácida deve ser usada para tonificar o fígado deficiente.

Assim, isso nos revela que podemos fazer uso da geração e inibição do *wuxing* e suas relações com o *wuwei* para prevenir e curar doenças.

É digno de nota que a teoria do *wuxing* reduz a origem da matéria para concentrar propriedades. Confundindo-se a categoria fisiológica da matéria com suas propriedades substanciais, a diversidade infinita no mundo objetivo e o relacionamento complicado que existe entre as coisas não podem ser explicados de modo científico. Isso tem sido um defeito comum do materialismo ingênuo antigo. Além disso, em termos de metodologia, a dedução que resulta de "comparar similaridades para buscar idênticos" é apenas uma probabilidade, não uma certeza. Deve, ao contrário, passar pela investigação da prática séria; depois de descartar o desprezível e selecionar o essencial, pode penetrar até mesmo mais profundamente para dominar a essência inata e as relações internas da matéria. A racionalidade da teoria do *wuxing* encontra-se no fato de que ela tenha reconhecido a materialidade do mundo e compreendido a antítese e a unidade das contradições dentro da matéria e seus processos, bem como inter-relação, intercondicionamento e intermutabilidade - por exemplo, geração interna, inibição, condicionamento e metamorfose da matéria - avançando seu movimento e desenvolvimento seqüencial. Se partir desses princípios e atentar para analogias forçadas que reduzem as relações naturais do complexo àquelas meramente do *wuxing*, limitará ou distorcerá a realidade da matéria. Em resumo, encorajamos uma aceitação dos métodos do legado tradicional chinês, mas apenas após terem sido mais adiante investigados mais extensamente. Advogamos fazendo um estudo completo da teoria do *wuxing*, a fim de assimilar sua essência, não sua escória. Devemos também resguardá-la contra a inflexibilidade e aceitação irracional da teoria.

RELAÇÃO ENTRE NATUREZA E HUMANIDADE NA TEORIA *YIN-YANG*

Engels salientou que a vida é a existência de proteína, e o elemento básico dessa forma de vida é que constantemente metaboliza o mundo natural externo ao seu redor; uma vez isso cessado, a vida cessa imediatamente e a proteína se decompõe. A atividade da vida e seu ambiente estão conseqüentemente relacionados de modo bastante estreito.

A teoria do *yin* e do *yang* incorpora a relação mútua, interferência e correspondência entre a entrega e humanidade. Algumas destas já foram mencionadas em seções anteriores; agora procuramos investigar a relação entre o *yin* e o *yang* do corpo e aquele do dia e da noite, bem como das quatro estações.

Na teoria *yin-yang*, tem sido dada importância para a influência que o sol exerce sobre todas as coisas, incluindo os seres humanos. Considere os vinte e quatro períodos solares, por exemplo. Começou a ser usado na agricultura pela dinastia Qin, mostra que nossos ancestrais tinham aprendido sobre os movimentos do sol e da terra. No hemisfério Norte, o dia de *Dongzhi* (o Solstício de Inverno) é o mais curto do ano, mas o do

Xiazhi (o Solstício de Verão) é o mais longo. A duração do dia do *Chunfen* (o Equinócio da Primavera) e o do *Qiufen* (o Equinócio do Outono) é a mesma. Como nossos ancestrais diziam, o *yin* é gerado pelo tempo do *Xiazhi*, e o dia torna-se mais curto; mas o *yang* é gerado pelo tempo do *Dongzhi* e, conseqüentemente, o dia torna-se mais longo. Significa dizer que o movimento da posição da luz do sol causa a mudança das estações e o declínio e o crescimento do *yin*. De acordo com o *Huang Di Nei Jing*, o céu é *yang*; a terra, *yin*; o sol, *yang* e a lua, *yin*. Seus movimentos estão em ordem e em conformidade com a lei. Seguindo a alternação anual das estações, os organismos vivos reproduzem na primavera, cresce no verão, colhem no outono e hibernam no inverno. Como os chineses antigos acreditavam, a primavera e o verão são *yang*, durante o qual o organismo vivo floresce; mas o outono e o inverno são *yin*, durante o qual o percurso da vida retarda e a hibernação começa. Durante o dia, o sol brilha sobre a terra, as plantas prosperam e a fotossíntese pode harmonizar-se com o dióxido de carbono inalado e o oxigênio exalado e as substâncias ricas em carboidratos, proteína, gorduras, e assim outras são produzidas; os animais também estão lépidos de dia, movendo-se ao redor para encontrar seus alimentos. Quando a noite cai, a terra torna-se calma; as plantas começam a inalar oxigênio e expirar dióxido de carbono, a fim de armazenar materiais nutrientes, enquanto a maioria dos animais descansa para armazenar sua força física. Isso acontece porque nossos ancestrais levam o dia como *yang* e a noite como *yin*. Os cientistas modernos estão muito interessados no estudo do "relógio biológico" que aparentemente existe dentro dos seres vivos. Parece que isso está baseado na influência e na ação regular exercida sobre todos os organismos vivos pelas quatro estações e da alternância do dia e da noite, todas centrando-se no sol. A Medicina Tradicional Chinesa tem dedicado muita atenção à influência do *yin* e do *yang* e da lua e do sol nos seres vivos dentro do corpo.

A teoria sustenta que *liujing* e *liuqi* estão estreitamente relacionados.

Liujing tem muito a fazer com o nascer e o pôr-do-sol, as mudanças sazonais e a alternação do *yin* e de *yang*, enquanto *liuqi* em relação às mudanças sazonais é realizado por movimentos da terra ao redor do sol. Na primavera, as pessoas estão expostas ao vento, que afeta o fígado e o pulmão; no verão estão expostas ao calor, afetando o coração, e também à umidade, que envolve o baço e o estômago, se a estação for muito longa; no outono, estão expostas à secura, que afeta o pulmão; e no inverno, estão expostas ao frio, afetando o Canal da Bexiga do *Taiyang* do Pé. De acordo com o conhecimento do pulso, este pode ser apertado na primavera, cheio no verão, flutuante no outono e duro no inverno. Assim, ainda que completamente normais, os indivíduos podem tornar-se diferentes com a mudança de estações.

O sistema *jingluo* na Medicina Tradicional Chinesa reivindica que os três canais *yang* percorrem as costas e os dois lados do corpo, bem como o lado dorsal dos membros, mas os três canais *yin* correm ao longo do peito e da região abdominal e do lado ventral dos membros. O canal *Du*, o superintendente de todos os canais *yang*, corre ao longo da linha média das costas, voltando-se para o sol, enquanto o canal *Ren*, o diretor-geral de todos os canais *yin*, ao longo da linha média do abdome, voltando-se para a sombra. O seio e o abdome são *yin* e as costas, *yang*, exatamente como nossos ancestrais que ainda não andavam sobre dois pés; desse modo podiam desfrutar da luz do sol muito facilmente. Os órgãos *fu* enredados por esses canais *yang* são os da digestão, absorção e eliminação, cuja função é muito exuberante; isso se assemelha às copas e às folhas das plantas, que encaram o sol e produzem alimento nutritivo. Conseqüentemente, a Medicina Chinesa afirma que os órgãos *fu* são atributos do *yang*. Por outro lado, o peito, a região abdominal e o lado ventral dos quatro membros estão todos na parte anterior. Os canais que atravessam essas partes do corpo pertencem ao *yin*, e os órgãos *zang* enredados por eles são usados para manter a essência da vida, assim como as plantas cujas raízes penetram profundamente no solo para manter suas essências e suportar o tronco. Podemos concluir dessas explicações que ambas as teorias no sistema *jingluo* e órgãos *zang-fu* possuem um ponto de vista tal que o corpo humano e o sol têm muito a fazer um com o outro.

A teoria *jingluo* oferece um entendimento peculiar da lei do *ziwuliuzhu*, que mantém a circulação do *qi* e do sangue nos doze canais do corpo com seus picos e declínios no ciclo de vinte e quatro horas. As horas-clímax do *jingluo* são como segue:

- Canal da Vesícula Biliar – *Shaoyang* do Pé 23h – 1h
- Canal do Fígado – *Jueyin* do Pé 1h – 3h
- Canal do Pulmão – *Taiyin* da Mão 3h – 5h
- Canal do Intestino Grosso –*Yangming* da Mão 5h – 7h
- Canal do Estômago –*Yangming* do Pé 7h – 9h
- Canal do Baço – *Taiyin* do Pé 9h –11h
- Canal do Coração – *Shaoyin* da Mão 11h –13h
- Canal do Intestino Delgado –*Taiyang* da Mão 13h –15h
- Canal da Bexiga – *Taiyang* do Pé 15h – 17h
- Canal do Rim – *Shaoyin* do Pé 17h –19h
- Canal do Pericárdio – *Jueyin* da Mão 19h –21h
- Canal de Trio-*Jiao* – *Shaoyang* da Mão 21h –23h

Quando esses canais estão no seu apogeu, as substâncias essenciais circulantes neles tornam-se mais vigorosas. A teoria do *ziwuliuzhu* afirma que o fluxo do *qi* nos canais deve fazer algo com ambas as divisões acima de tempo e do ano, mês e dia. Se a acupuntura, a medicação ou a massagem forem dadas ou o *qigong* for praticado quando os canais relacionados e focos estiverem abertos, o efeito seria mais pronunciado. Quando um homem adoece de tosse ou asma, por exemplo, ele se sentirá muito mal; se lhe for aplicada acupuntura no ponto *shaoshang* (ponto P-1 do Canal do Pulmão, situado na margem ungueal radial do polegar, 0,1 *cun* posterior do canto da unha) entre 3 e 5 horas na manhã, ele se sentirá muito melhor.

Os praticantes do *qigong* advogam fazer exercícios no início da manhã entre 3 e 5 horas, porque o pulmão floresce nesse período e está no comando do *qi* do corpo todo; o exercício então atinge o efeito otimizado. Pesquisa científica recente também descobriu a "regularidade em torno do relógio da secreção de um hormônio". Por exemplo, a secreção do hormônio adrenocortical alcança seu pico inicial pela manhã antes do despertar. Esse hormônio regula o equilíbrio metabólico da água e dos eletrólitos no corpo, e combina-se com a adrenalina para mobilizar fontes do *qi*; desse modo o organismo pode adaptar-se mais eficientemente aos seus ambientes. A teoria do *ziwuliuzhu* reflete certas regularidades em sua exploração do relacionamento mútuo entre o corpo e o sol, e merece estudo e investigação mais extensos.

Existe um ponto de vista especial sobre o nascer e o pôr-do-sol e os efeitos da alternância que as estações tinham sobre as doenças na Medicina Tradicional Chinesa. Por exemplo, o *Huang Di Nei Jing* ensina:

> A maioria dos pacientes sente-se sóbria pela manhã, complacente durante o dia, irritada ao anoitecer e pior durante a noite.

Isso porque o *qi* começa a elevar-se pela manhã, quando a enfermidade está fraca. Como Zhang Zhongjing colocou em seu *Shang Han Lun*, existe um tempo fixo para alívio da desordem do canal com o enfraquecimento das doenças nos três canais *yang*, acontecendo durante o dia quando o *yang-qi* floresce, e aquele nos três canais *yin* à noite quando o *yin-qi* está vigoroso. Uma das desordens mais óbvias no Canal do Estômago de *Yangming* do Pé é a "febre ondulante" à tarde. Assim, o calor da doença febril ou do Canal do Estômago de *Yangming* do Pé surge quando o sol começa a se pôr, como se fosse o surgimento de uma maré. A noite cai, como se a maré fosse recuando, porque é coincidente com o tempo de fluxo e refluxo do *qi* e do sangue. O processo de desenvolvimento das doenças febris agudas é dividido em quatro estágios: *wei* (a defesa superficial), *qi*, *ying* (nutritivo ou construtivo) e *xue* (sangue)[21]. *Wei* e *qi* pertencem ao *yang*, pelo fato de a invasão da doença ser superficial e o *qi* dentro do corpo ser forte e capaz de resistir. *Ying* e *xue* são *yin*, pelo fato de a invasão possuir um efeito nocivo sobre a substância nutriente e sobre o sangue e ter entrado em estágio severo. Quando a doença está nos estágios de *wei* e *qi*, a desordem é mais severa durante o dia que à noite, mas quando entraram os estágios *ying* e *xue*, tornou-se mais severa à noite e a temperatura do paciente subirá. A Medicina Chinesa afirma que o dia é *yang*; as doenças *yang* serão conseqüentemente mais sérias. A noite, por outro lado, é *yin* e, por conseguinte, as doenças *yin* serão mais sérias à noite. Pacientes com doenças *yang* geralmente transpiram de dia, mas aqueles com doenças *yin* transpiram durante a noite. Outros fenômenos similares são observados na prática clínica.

O sol é a fonte fundamental de energia para a terra, e exerce grande influência sobre todas as coisas, incluindo a fisiologia e a patologia humana. Os fenômenos naturais revelam isso para nós. O girassol vira-se para o sol; plantas arborizadas como a "silk-tree" (nome científico *albizia julibrissin*) e a mimosa estendem suas folhas para a luz do sol pela manhã e enrolam-se ao pôr-do-sol; as flores como "cordate telosma" e balsâmina do mato apenas desprendem suas fragrâncias doces ao entardecer; as plantas realizam fotossíntese durante o dia, mas executam a respiração à noite. Esses exemplos ilustram o grande efeito que o sol possui sobre a fisiologia da planta.

Os animais são seres capazes de conduzirem-se segundo suas próprias harmonias, e suas adaptabilidades ao ambiente são mais fortes que as das plantas. Existem também "pecilotérmicos" que devem hibernar durante o inverno frio e acordar apenas quando retorna a primavera. Alguns pássaros, tais como gansos silvestres, voam do norte para o sul quando o outono chega, mas retornam na primavera. Estes são chamados de pássaros climáticos (pássaros migratórios) por causa de suas habilidades em reconhecer as mudanças no clima. A pupila do olho de um gato altera-se durante o dia, assemelhando-se a um relógio biológico... Um provérbio diz sobre isso:

> Como um fio durante as horas do *zi*, *wu*, *mao* e *you*; como um buraco do tempo durante as horas *chen*, *si*, *chou* e *wei*; e como uma lua redonda durante as horas *yin*, *shen*, *xu* e *hai*[22].

Os olhos do gato assemelham-se em suas funções a um relógio biológico.

O ciclo lunar também afeta as glândulas genitais dos animais. A lua fica cheia durante a metade do mês lunar e, ao mesmo tempo, o ovário e as glândulas digestivas de caranguejos aumentam e incham, e os molúsculos bivalves crescem rapidamente devido à secreção aumentada. Há diferenças, entretanto, no início do mês lunar quando a lua não está cheia. Em seu grande trabalho *Ben Cao Gang Mu*, Li Shizhen afirma que as glândulas sexuais crescem e diminuem como a lua durante estação reprodutiva do caranguejo.

O galo sempre canta para anunciar a chegada da aurora. Como pode controlar o tempo tão perfeitamente? Os cientistas japoneses descobriram que o relógio biológico desse animal está localizado em seu cérebro, nas células da glândula pineal. Essas células secretam um hormônio chamado melanina tênsil, que controla as atividades dos pássaros. Se uma cápsula cheia de melanina tênsil for colocada no corpo de um galo, este cairá sonolento. A glândula pineal conseqüentemente funciona como um relógio biológico, assemelhando-se à alternância regular da luz e da escuridão. De acordo com a pesquisa de cientistas americanos, se a glândula pineal do pardal for removida, este perderá a regularidade das atividades em torno do controle do tempo; se a glândula de um outro pardal for transplantada nele, essa regularidade será restaurada. A glândula pineal desperta a sensibilidade para a luz do sol, porque os pássaros podem sentir o comprimento da onda de luz que penetra seus cérebros. A luz promove mudanças dentro e fora da membrana celular da glândula e induz uma reação química que executa a função de um pêndulo no relógio biológico.

Os vôos intercontinentais estão aumentando hoje, e voar de uma zona de tempo para uma outra cria problemas devido à diferença de fuso horário. Quando as pessoas entram na nova zona de tempo, sentem-se cansadas porque seus relógios biológicos ainda estão correndo no tempo antigo. Na esperança de eliminar essa reação, cientistas estão estudando um tipo de medicamento que usa o neuro-hormônio secretado pela glândula pineal, que seria tomado antes do vôo através de outras zonas de tempo para acelerar a ação ressincronizante do relógio biológico dentro do corpo humano.

A habilidade do homem de adaptar-se ao seu ambiente é maior que a de quaisquer outros seres vivos. Devido ao fato de a humanidade ter gradualmente evoluído do nível inferior dos seres vivos, suas características biológicas ainda estão no corpo. Isso fica claro quando se observa o desenvolvimento de um feto, que repete os diferentes estágios de evolução durante seu crescimento.

A influência do sol na fisiologia e na patologia humana é certamente real. A citologia mostra que a atividade regular de colerese nas células do fígado, benéfica para a digestão e a absorção, predomina durante o dia. A síntese de glicogênio no fígado predomina à noite e é benéfica para energia de armazenamento. Outras partes do corpo também podem ser citadas. Ainda não se sabe se uma mudança acontece durante o dia e à noite na circulação dos fluidos corpóreos, na secreção das glândulas endócrinas e na excitabilidade dos nervos vegetativos. De acordo com o *Jornal Popular da China*, em 31 de dezembro de 1980, médicos soviéticos descobriram que uma regularidade biológica controla estritamente o crescimento e a diminuição da vitalidade durante o dia e à noite. Essa regularidade ajuda a determinar a dosagem de uma droga e o tempo que esta deve ser administrada. Quando a vitalidade e a força física estão no apogeu, o corpo consome energia ativamente, e nesse momento pode efetivamente combater doenças sem necessidade de droga. É sensato, assim mesmo, tomar o medicamento quando as atividades fisiológicas do corpo estão em estado de diminuição. A prática clínica tem provado que a sensibilidade do corpo à droga é distinta em horas diferentes do dia. Se a vitamina C for tomada antes de se ir para a cama, os resultados serão melhores. Os pacientes atormentados com doença cardíaca que tomam digitálico ao amanhecer descobrirão que sua sensibilidade à medicação é muito maior. Os diabéticos também são mais sensíveis à insulina ao amanhecer. Conseqüentemente, uma nova teoria chamada "terapia do tempo" está se desenvolvendo na medicina moderna.

Estatísticas indicam que quando o *yin* está declinando na força e o *yang* está surgindo ao amanhecer, o número de nascimentos e mortes é maior. O *yang* está em seu apogeu ao meio-dia; se ocorre algum ferimento nesse período, o sangue fica mais provável de fluir, e será difícil parar o sangramento. As pessoas que vivem à beira-mar, freqüentemente, dizem que o sangramento causado por ferimentos está relacionado ao fluxo e refluxo das marés e que é geralmente mais copioso durante a maré cheia. As funções fisiológicas, tais como o ciclo de secreção das glândulas genitais, também estão relacionadas ao fato de a lua ser cheia e minguante.

Um cientista americano, realizando estudo sobre influência da lua no comportamento humano, afirmou que naqueles que possuem desordens mentais foi percebido um pior comportamento durante a lua cheia. Ele acrescentou que o ciclo lunar também apresenta influência significativa em alcoólatras e viciados em drogas. A influência da lua sobre a psicologia humana é mais complicada. Alguns cientistas afirmam que todas as células nervosas possuem um pequeno campo magnético. Sob condições normais, a força magnética dentro e fora do corpo humano mantém equilíbrio dinâmico. Quando as mudanças acontecem na força gravitacional e no campo elétrico, afetam a harmonia entre o corpo e o mundo. Tais mudanças tornam algumas pessoas famintas, nervosas e perturbadas.

Os cientistas têm provado que os seres vivos são influenciados pelo nascer e pelo pôr-do-sol, pela alternância das estações e pelas alterações climáticas e astronômicas. Por exemplo, parece haver um estreito relacionamento entre manchas solares, que ocorrem nos ciclos de 11 anos, e a prevalência do influenza. As manchas solares desprendem grande quantidade de partículas carregadas que criam distúrbios no campo magnético da terra, causando explosões magnéticas. A corrente bioelétrica no corpo também cria um pequeno campo magnético, cujas explosões magnéticas perturbam as atividades fisiológicas e patológicas. As manchas solares também afetam outras coisas no mundo natural, como animais, plantas, clima e situação hidrológica, e o ambiente ecológico que elas criam também afetam o corpo humano. O vírus influenza é diretamente prejudicado por essas explosões magnéticas. Um vírus pode apenas crescer e propagar-se dentro de células vivas. Os materiais herdados e duplicados dentro do vírus – DNA ou RNA – podem tornar-se prejudicados e restabelecer-se em um novo subgrupo, que o sistema imune do corpo nunca tenha encontrado antes. Como resultado, esse novo tipo de vírus influenza afeta pessoas com maior freqüência que os tipos normais e espalha-se mais rapidamente.

Se as manchas solares afetam o corpo humano, então outras mudanças astronômicas também poderiam ter mais ou menos o mesmo efeito sobre o corpo. O *Huang Di Nei Jing* afirma que é dedicada atenção à influência exercida no corpo por mudanças de dia, noite, estações, vento, chuva, obscuridade e claridade, bem como mudanças astronômicas. A conclusão alcançada é que existe relação de afeto e resposta mútuos entre o *yin* e o *yang* no mundo natural e no corpo humano. Nesse campo, a Medicina Tradicional Chinesa tem acumulado grande quantidade de conhecimento, expresso na teoria médica, método terapêutico, prescrição e medicamento.

ESTUDO DA TEORIA *YIN-YANG* NA MEDICINA MODERNA

A teoria do *yin* e do *yang* vai além da metodologia, pois compreende teorias de fisiologia, patologia e prescrição terapêutica e medicamento. Usar a ciência moderna e a tecnologia para explorar essa teoria com o esclarecimento de seus fundamentos e princípios será de grande importância para desenvolvimento da Medicina Tradicional Chinesa. Enriquecerá também a medicina moderna, adicionando novas informações e projetando novos métodos de tratamento. Os profissionais médicos na China e no exterior têm demonstrado bastante interesse por esse campo e têm realizado muitos trabalhos sobre isso, que seriam responsáveis por um grande número de descobertas. Isso demonstra que o *yin* e o *yang* não são concepções vagas, mas, pelo contrário, substâncias reais dentro das células, tecidos e órgãos, e que elas podem ser verificadas por meio de experiências científicas.

De acordo com artigo publicado em Xangai, baseado no *New Medicine and Pharmacy Journal* em 1977, uma experiência foi feita com camundongo branco, e uma dose alta de hidrato acético de cortisona foi injetado neles para realizar exaustão, levando a um estado similar à deficiência de *yang*. As reações foram perda de peso, costas arcadas, atividade reduzida, resposta lenta, perda de brilho dos pêlos e aumento na taxa de mortalidade. As alterações também atingem os órgãos internos, provocando inchaço das células hepáticas, diminuição de ácido nucleico, redução das atividades da desidrogenase ácido succínico, aumento de glicogênio, diminuição das células de Kupffer no fígado, contração do baço e diminuição do subsídio nucleico auxiliando os linfócitos.

Um tipo de droga que sustenta o *yang* e consiste em *Radix Aconiti, Cortex Cinnamomi, Herba Cistanchis* e *Herba Epimedii* provavelmente melhora a deficiência do *yang* de um organismo, causada por hidrato acético de cortisona. Depois de essa droga ser administrada, o conteúdo de ácido nucleico nos esplenócitos e células hepáticas aumenta, a atividade da desidrogenase ácido succínico aumenta, o glicogênio no baço diminui, e as células de Kupffer no fígado e os linfócitos no baço ficam protegidos. É possível que a droga afrodisíaca regule primeiro o metabolismo do corpo todo. A droga aumenta a desidrogenase ácido succínico, intensifica a função de proteínas, gorduras e açúcares nos canais para suprir o ciclo de ácido tricarboxílico com energia e aumenta o conteúdo de adenosina trifosfato para reforçar a vitalidade do organismo.

A deficiência do *yin* apareceu nos camundongos seis dias após lhes terem administrado tiroxina e reserpina – perda de peso, excitação nervosa e inquietude, redução no limiar de dor e síntese de ácido nucleico aumentada nas células do fígado e do baço. No oitavo e no décimo dia, os camundongos tornam-se mais magros, menores e mais lentos. A síntese de ácido nucleico apresenta-se em ambas as células hepáticas, assim como o glicogênio hepático. Isso parece corresponder a dano severo de *yin* e de *yang* desenvolvido na deficiência de ambos.

Se uma decocção da droga nutridora de *yin* composto com 24 g de *Radix Rehmanniae, Radix Ophiopogonis* e *Radix Scrophulariae* e 48 g de *Plastrum Testudinis* for administrada para os animais que sofrem de deficiência de *yin*, estes se sentirão melhor. No estágio inicial, quando a síntese de ácido nucleico em células hepatoesplenóides aumenta, essa decocção pode ajudar a diminuí-la; mas quando ambas as deficiências de *yin* e *yang* aparecem e a síntese de ácido nucleico nas células hepáticas diminui, essa decocção pode ajudar a aumentá-la. Além disso, também pode aumentar o glicogênio hepático e despertar o limiar de dor.

Estatísticas clínicas mostram que a deficiência de *yin* relaciona-se com o distireoidismo. Quando o tireoidismo ocorre, a taxa metabólica basal aumenta, o peso corpóreo cai, o paciente torna-se inquieto e agitado e surgem sinais de hiperfunção, como elevação na síntese de ácido nucleico e queda no limiar de dor. A deficiência prolongada de *yin* resultará em grave prejuízo para *yin*. Se o *yang* estiver envolvido, ambos, o *yin* e o *yang*, se tornam deficientes, fazendo com que o animal fique mais magro e mais lento, além disso a síntese de ácido nucleico diminui.

Esses dois tipos de drogas exercem ação reguladora que pode ajudar a restaurar o equilíbrio fisiológico. Isso coincide com a teoria de "regular a relação entre o *yin* e o *yang* para alcançar o equilíbrio". Tal regulação está relacionada a metabolismo, estoque de energia e regulação dos nervos e dos fluidos corpóreos.

A droga que suporta o *yang* não deveria ser tomada no verão, mas no inverno, porque a taxa de mortalidade para aqueles que tomam essa droga no verão é mais alta. Como para a droga nutridora do *yin* deve ser tomada no verão, tomá-la no inverno pode causar diarréia e perda de peso.

Essas descobertas coincidem com as teorias médicas chinesas, embora a teoria do *yin* e do *yang* e a de deficiência e excesso na Medicina Chinesa sejam mais ricas. O animal e o homem são completamente diferentes na função corpórea, mas a teoria do *yin* e do *yang* pode ser verificada por meio das coisas objetivas.

Em trabalho de Chen Jiewen e cols. da Faculdade de Medicina Guangzhou em 1981, menciona-se que o potencial elétrico médio da pele de pacientes infligidos pela síndrome de deficiência do baço é mais baixo que quando estes estão calmos e estimulados por calafrios. A reação de volume de dedo e onda de pulso de pacientes para a estimulação também é mais baixa que a de pessoas normais. Após a convalescença e o tratamento, a recuperação é notável em ambos os casos.

O potencial da pele de pacientes infligidos pela combinação da síndrome de deficiência do baço e fígado melancólico é muito ativo, apresentando ondas de multifase. Quando esses pacientes estão calmos, esse potencial é mais alto que o de pacientes sofrendo da síndrome de deficiência do baço e de pessoas normais. Ao sofrer de calafrios, a maioria mantém um estado ativo antes da estimulação, e o potencial máximo é quase igual ao de pessoas normais, porém mais alto que o de pacientes com a síndrome de deficiência do baço. Após a convalescença, o potencial da pele também retorna a uma quantidade certa.

Em geral, os pacientes com a síndrome da deficiência normalmente sofrem da síndrome de deficiência de *yang*. Apresentando redução do apetite, do paladar e má digestão, eles têm um rosto amarelo, respiração curta e sentem-se preguiçosos. A maior parte dos pacientes com estagnação do fígado sofre de desordem de energia hepática (*yang* no fígado). Além dessas síndromes de deficiência do baço, existem algumas outras indicações, tais como desconforto nas costelas, dor de inchaço no epigástrio, irritabilidade, inquietação e insônia.

Diminuição nas atividades do potencial da pele e reação lenta à contração de ondas de pulsação do volume do dedo indicam, geralmente, função diminuída do centro nervoso simpático e irritabilidade mais intensa dos nervos parassimpáticos. (A contração dos vasos sangüíneos periféricos, também devido à excitação do centro nervoso simpático, é causada pela contração dos vasos sangüíneos pelos nervos simpáticos.) Quando o potencial da pele é muito ativo, a excitação do centro nervoso simpático é também alta, mobilizando o corpo para intensificar sua habilidade em lidar com o ambiente e sendo explicada por analogia com *yang*. A excitação moderada dos nervos parassimpáticos mobiliza os órgãos internos para facilitar a absorção e o armazenamento de energia e é explicada por analogia com o *yin*. Essas experiências sugerem que pacientes com deficiência do baço têm arriscado a função do nervo simpático (a deficiência de *yang*), e pacientes com deficiência do baço e estagnação do fígado apresentam perda de harmonia entre seus nervos simpáticos e parassimpáticos (desarmonia entre o *yin* e o *yang*). Elas também mostram, para certa extensão, o *yin* e o *yang* nos órgãos *zang-fu* por meio de mudanças no potencial de pele e onda de pulsação no volume do dedo.

N. D. Cook, um pesquisador americano, afirmou em um artigo que as substâncias *yin* e *yang* existem nas células. Essas substâncias são principalmente o DNA, que pertence ao *yin* e está concentrado nos núcleos das células para carregar informação de hereditariedade; o RNA, que pertence ao *yang* e está dentro do citoplasma para sintetizar vários tipos de proteína. O autor acrescentou que o DNA e o RNA dentro das células desfrutam de equilíbrio e estão estáveis sob condições normais, ajudando a manter a síntese de proteína e a divisão de células. Quando perdem seu equilíbrio relativo, uma enfermidade, caracterizada seja por *yin* seja por *yang*, ocorre levando a distúrbios na síntese de proteína e divisão celular. A invasão viral prejudicará o RNA e causará dissociação e execução da função de transcrição reversa, provocando, em troca, dissociação do DNA. Conseqüentemente, decorrerá distúrbio na síntese de proteína. Os tumores também são considerados por apresentarem relação com a invasão viral, e são a conseqüência do predomínio do *yang* sobre o *yin*.

Os pesquisadores que estudam o assunto de AMPc nas células acreditam que um hormônio ativa a adenilato ciclase sobre a membrana celular. A adenilato ciclase estimula a adenosina trifosfato (ATP) a sintetizar dois fosfatos para produzir AMPc, e AMPc então ativa a proteína cinase que, como a proteína fosforilase, induz reações bioquímicas, regula o metabolismo celular e produz funções fisiológicas.

Desde o início de 1950, o estudo de AMPc tem apresentado progresso extraordinário e se tornou tópico importante em fisiologia, bioquímica, prática clínica, diagnóstico e terapia na medicina molecular. Goldberg, mencionado anteriormente neste livro por criação da hipótese do *yin* e do *yang*, apresenta uma teoria, em 1973, depois de muito tempo estudando AMPc e GMPc, afirmando que receptores variados sobre a membrana celular agem sobre sinais químicos (o primeiro mensageiro) de fora e regulam AMPc e GMPc nas células. Eles próprios agem como segundo mensageiro, novamente induzindo a reação catalítica em sistemas celulares enzimáticos variados e, com isso, apresentam um estado diferente nas funções das células. Com base nesse raciocínio, Goldberg postulou essa hipótese do *yin* e do *yang*. O AMPc incita a decomposição de gordura e glicogênio, a contração do músculo cardíaco e a redução de enzima do lisossomo e de histamina, e nisso é similar ao *yang*. Por outro lado, GMPc incita a síntese de gordura e glicogênio, o descanso dos músculos cardíacos e o aumento de enzima do lisossomo e de histamina, funcionando de modo similar ao *yin*.

Em artigo sobre as síndromes de deficiência na Medicina Tradicional Chinesa, o pesquisador chinês Xia Zongqin e cols. fizeram uma comparação entre as mudanças de volume no AMPc no plasma sangüíneo de pacientes com deficiência de *yin* e aqueles com deficiência de *yang*, bem como a função fisiológica de AMPc e GMPc e os sintomas clínicos da deficiência de *yin* e de *yang*.

A tabela a seguir, publicada na 11ª edição, em 1979, do *Chinese Medicine Magazine* apresenta um resumo do estudo de AMPc e GMPc:

Órgão ou tecido	Função fisiológica de AMPc e GMPc	Sintomas clínicos da deficiência de *yang* (GMPc predominando)	Deficiência clínica de sintomas de *yin* insubstancial (AMPc predominando)
Vaso sangüíneo cardíaco	AMPc induz a excitação, GMPc não	Pulso fraco e moderado	Pulso fraco e rápido
Músculo liso de canal alimentar	Excitado quando AMPc ascende, GMPc trabalha ao contrário	Fezes soltas, pegajosas e diarréia matutina	Fezes secas, constipadas
Músculo liso de brônquios	Excitado quando AMPc ascende, GMPc trabalha ao contrário	Bronquite crônica, em caso grave; na maior parte *yang* insubstancial	
Vaso sangüíneo de membrana mucosa dérmica	GMPc motiva a contrair	Extremidades frias, língua opaca, rosto pálido	Palmas das mãos e dos pés quentes, face e orelhas avermelhadas, língua avermelhada
Glândula salivar	GMPc promove secreção		Boca ressecada e sede
Glicogênio hepático	AMPc promove decomposição	Intolerâncias ao frio e metabolismo basal baixo	Medo de calor e baixa tolerância ao açúcar

No que se refere ao ciclonucleotídeo, existem dois tipos de receptores nas membranas da maioria das células: uma compreende o receptor β-adrenérgico, receptor de hiperglicemia pancreático e receptor E_1 de glândula prostática. Uma vez ativados, esses tipos de receptores podem intensificar o nível de AMPc dentro das células por meio de adenilato ciclase. Ao mesmo tempo, o nível de GMPc dentro das células diminui na mesma proporção, e a função das células manifesta um estado que é predominantemente *yang*.

O outro tipo compreende um receptor adrenérgico, receptor M-colinérgico e receptor de insulina. Uma vez ativados, estes podem intensificar o nível de GMPc celular, incitando diminuição correspondente no nível de AMPc. Aqui, as células manifestam estado similar àquele de predomínio do *yin*. Dentro das células do corpo humano normal, uma série de fatores regula o nível de AMPc e de GMPc, a fim de manter a proporção normal. Os estudiosos, propondo um "sistema de controle de mão dupla", acreditam que isso é similar à teoria do *yin* e do *yang*, afirmando que pela oposição mútua, a harmonia e o condicionamento de *yin* e de *yang*, um organismo atingirá o equilíbrio relativo para manter o estado saudável.

Pesquisadores escolheram dois grupos de pacientes. Um sofria de tireoidismo, que a Medicina Chinesa atribui à deficiência de *yin*. O outro grupo tinha hipotireoidismo, identificado como deficiência de *yang*. Eles descobriram que se o AMPc plasmático do primeiro grupo aumenta e GMPc diminui, a proporção de AMPc/GMPc eleva-se; enquanto se o AMPc plasmático diminui e GMPc aumenta, a proporção de AMPc/GMPc diminui. Isso está de acordo com o que é dito no *Huang Di Nei Jing*:

> Quando o *yin* é preponderante, o *yang* ficará doente, mas quando o *yang* é exuberante, o *yin* tornar-se-á doente.

Um estudo mais amplo e mais profundo de ambas – Medicina Chinesa e Ocidental – apresentará mais problemas, que por sua vez permitem o desenvolvimento da medicina. A medicina molecular é um campo altamente sofisticado que fornece uma demonstração científica moderna de fundamento material para o *yin* e o *yang* dentro de um organismo. Também explica o conceito holístico da Medicina Tradicional Chinesa, e testifica para o conceito de ordem e de noção dialética da integração do *yin* e do *yang*.

TEORIA *YIN-YANG* NA MEDICINA CHINESA

Existem muitas relações entre o *yin* e o *yang* na natureza e também no corpo humano, nos órgãos *zang-fu*, na fisiologia e na patologia, que se interceptam de forma ativa e são mutuamente afetivas e receptivas. Quando elas estão harmoniosas e ordenadas, o corpo permanece saudável; se desarmoniosas, a estabilidade do corpo será abalada e surgem as doenças. A teoria chinesa de tratamento apóia-se em determinar a localização de *yin* e *yang* antes de regular suas relações para estabelecer o equilíbrio. Essa teoria há muito tempo tem se mostrado correta e efetiva, e é usada como princípio-guia da Medicina Tradicional Chinesa e sua metodologia. Entretanto, existem pessoas que dispensam pouca atenção para as teorias básicas, argumentando que estas são cientificamente infundadas. Estão interessados na aplicação e na pesquisa das prescrições chinesas e drogas herbais. Certamente, suas aplicações, pesquisa, adição e promoção são necessárias, desde que contribuam para estudo e demonstração científica da Medicina Tradicional Chinesa e para a integração da Medicina Chinesa e Ocidental, a fim de criar uma nova ciência médica. Deveria ser destacado, entretanto, que as prescrições chinesas e de drogas herbais não podem ser separadas dos fundamentos teóricos. Por longo tempo, teoria médica, métodos terapêuticos, prescrições e drogas herbais têm sido parte de todo o sistema acadêmico. Se a teoria e o método forem negligenciados, as prescrições e as drogas herbais não poderão ser reconhecidas e aplicadas corretamente. Como resultado, o medicamento é em geral prescrito e tomado quando se aprende sobre a origem da doença, ou administra-se o medicamento chinês do mesmo modo que os fármacos Medicina Ocidental.

Considere *Herba Ephedrae*, por exemplo. Seus componentes químicos, estrutura molecular e ações bioquímicas estão hoje completamente claras.

Como a efedrina excita os nervos simpáticos e inibe os nervos parassimpáticos, geralmente usamos esta droga para reduzir a febre, relaxar os espasmos do músculo liso e reprimir a asma.

Esta pesquisa tem desempenhado um importante papel em expandir nosso conhecimento e o uso da efedra. Entretanto, se submetermos o tratamento na luz de uma análise global de sinais e sintomas, os usos de efedra serão muito mais extensivos do que aqueles mencionados anteriormente. No caso de um refriado com excesso no exterior, hidrose e um pulso tenso, a efedra (geralmente misturada com um galhinho de cássia) normaliza o fluxo de *yang-qi* e dispersa os fatores patogênicos do exterior do corpo, conseqüentemente iniciando diaforese, reduzindo a febre e reprimindo a asma. Se o *yang* deficiente é afetado por fatores patogênicos exógenos, com febre e um pulso profundo, o diagnóstico indicará invasão superficial, Neste caso, a efedra deve ser combinada com *Radix Aconiti* e *Herba Asari* para aquecer o *yang*, conseqüentemente salvando o interior e eliminando os fatores patogênicos. Existe alguma diferença na dosagem quando o *yang* é ativado e aquecido. A asma e a tosse são causadas por energia não ventilada no pulmão, afetado por febre e obstruído por fatores patogênicos. Portanto, a fim de tornar a asma abatida e interromper uma tosse, *Herba Ephedrae* deve ser combinada com *Gypsum Fibrosum*. Se o pulmão estiver excessivo e existir sintomas de tosse e suspiro para respiração, deve ser usado com *Semen Armeniacae Amarum* para reprimir o fluxo pervertido do *qi*. Já que uma enfermidade é de frio e a outra de calor, a aplicação de *Herba Ephedrae* também deve ser diferente.

Levando em conta os sinais e sintomas reais, você pode descobrir usos diferentes para esta erva única *Herba Ephedrae* e bons resultados são ganhos. A dissociação dos componentes e estrutura de uma erva não oferecerão a você conhecimento sobre farmacodinâmicas e indicações de drogas chinesas; também guiadas pela teoria, é necessário fazer uma análise dos efeitos das diferentes drogas sob diferentes condições.

3 Teoria Zangxiang

GÊNESE

A teoria *zangxiang*, conhecida como teoria dos órgãos *zang-fu*, é um estudo das funções fisiológicas e alterações patológicas dos órgãos *zang-fu*, *jingluo*, *jing*, *qi*, sangue e fluido corpóreo e da relação entre eles.

A teoria deriva da dissecção chinesa antiga do corpo. O *Huang Di Nei Jing* apresenta:

> Um homem é coberto externamente com pele e carne que podem ser medidas e pesadas. O corpo pode ser dissecado para descobrir a força e a fragilidade dos órgãos *zang*, o tamanho dos órgãos *fu*, a extensão dos vasos sangüíneos, a claridade do sangue e a densidade de *qi*... Todos possuem um número aproximado, tamanho e extensão.

O *Huang Di Nei Jing* faz uma descrição detalhada dos órgãos *zang-fu*, do formato do corpo, do material do osso e do *jingluo*. Como o *Huang Di Nei Jing* coloca, "a extensão da fauce ao estômago é de 1,6 pés... O estômago gira sobre si mesmo, mas estará a 2,6 pés, quando é endireitado... A extensão entre intestino e estômago, da entrada para a saída é de 64,4 pés". Isso explica que a proporção da extensão entre o esôfago e os intestinos grosso e delgado é de 1 para 35, muito próximo da proporção de 1 para 37 apresentada pela anatomia moderna. Declara-se no *Han Shu* (*The Book of the Han Dynasty*) que o médico imperial Shang

Fang dissecou o cadáver de Wang Sunqing e mediu seus cinco órgãos *zang* e vasos sangüíneos com uma vareta de bambu. E, então, disse que ele podia ter curado as doenças. Isso testifica o fato de que a anatomia e a medicina já têm estado relacionadas bem estreitamente por muito tempo. O *Hou Han Shu* (*The Book of the Eastern Han Dynasty*) faz menção à operação realizada por Hua Tuo (?-203), famoso cirurgião na dinastia Han, de acordo com o seguinte trecho:

> Se um homem sofre de uma doença em algum lugar do corpo que não pode ser tratada por meio de acupuntura e medicação, ele deve ser levado à cirurgia. O método é usar o anestésico oral *mafeisan* com vinho de arroz, e quando ele estiver bêbado e perder a consciência, seu abdome ou costas são abertos e o que causa problema é retirado; se a doença for descoberta em local entre os intestinos e o estômago, ele deve ser aberto para ter o resíduo nauseante retirado, lavado e, então, costurado junto e besuntado com pastas sagradas. Os cortes cicatrizarão em quatro ou cinco dias, e o paciente se recuperará dentro de um mês.

O que Hua Tuo fez 1.700 anos atrás é miraculoso, uma cirurgia abdominal não poderia ter sido feita nessa época sem um estudo cuidadoso de anatomia.

Entretanto, sob as dinastias de Wei e Jin (220-419), o código de ética feudal tornou-se o mais cruel. Tais credos filiais, como corpo, cabelos e pele, dados por pais, não deveriam ser destruídos e prejudicados, e muitos outros interromperam seriamente o desenvolvimento da ciência anatômica. A história seguinte está registrada no *Song Shu* (*The Book of the Song Dynasty*). Um homem chamado Tang Ci, vivendo durante as dinastias Southern (420-589), adoeceu após beber muito vinho, e vomitou duas dúzias de vermes. Antes de morrer, disse à sua esposa que desejava ter seu cadáver dissecado, e ela atendeu o pedido do marido já que sua filha não criou objeção a isso. Desse modo, assim foi declarado: "por ter ferido os cinco órgãos *zang* de Tang", e ambas, a esposa e a filha de Tang, acusadas de ser "não-filial ao pai", foram condenadas à morte. Esse tipo de código de ética feudal produziu influência nociva sobre o desenvolvimento da anatomia humana e a difusão de anestesia na cirurgia. Realizações nesse campo não foram transmitidas para gerações posteriores e por pouco caíram no esquecimento.

Deve ser destacado que a teoria *zangxiang*, principalmente, não focaliza a descrição ou a elucidação do formato e estado dos órgãos *zang-fu* e suas posições anatômicas. Em termos de morfologia anatômica moderna, essas descrições não são apenas mais imaturas, mas são até erradas em certos casos. O mais importante é seu conhecimento da relação mútua e condicionamento da fisiologia e da patologia dos órgãos *zang-fu* sob a orientação das teorias do *yin* e do *yang* e do *wuxing*. A Medicina Chinesa, tanto na teoria como na prática, dedica grande atenção ao *qi*, que é acreditado como a chave da vida. Segundo um velho ditado, o *qi* confere um físico ao ser humano. Quando o *qi* se reúne, o físico existirá; quando se dispersa, o físico perecerá. Os leigos estão acostumados a entender a cessação de *qi* (significando respiração aqui, a mensagem de *qi*) como sinal de morte. Sabemos que o metabolismo humano, que reflete a atividade de vida, é um processo de assimilação e desassimilação. A assimilação significa absorver substâncias nutritivas dos ambientes e também certa quantidade de *qi*. A desassimilação, por sua vez, é o processo pelo qual um organismo decompõe sua própria substância, desprendendo *o qi* necessário para as atividades de vida, enquanto reduz os materiais decompostos. Ambas não são outra coisa senão a oxidação e a desoxidação das várias substâncias nutritivas. Um organismo carrega continuamente sobre a comunicação de oxigênio e dióxido de carbono; quando esse processo pára, o metabolismo também pára e a vida cessa. A Medicina Chinesa usa o termo *qi* para expressar essa característica especial de vida, e a função de *qi* para expressar o mecanismo ativo do corpo.

A Medicina Chinesa tem estudado o *qi* e a função do *qi* na fisiologia e na patologia, e tem sido bem-sucedida em descobrir métodos efetivos de reconhecer-lhes, a fim de tratar as doenças da função do *qi*. Essa teoria é um tesouro raro. Desde a fundação da República Popular da China em 1949, grandes esforços têm sido feitos para estudar o sistema *jingluo* na China, especialmente em termos de histologia anatômica. Entretanto, nenhum aspecto histológico anatômico ao longo dos *jingluo* e pontos de acupuntura têm sido descobertos. Portanto, algumas pessoas não aceitam a existência de *jingluo* ou não confiam na teoria *jingluo*. Entretanto, a prática clínica extensiva tem provado novamente que a teoria *jingluo* é uma verdade objetiva. Como podemos descobrir uma solução para esses fatos mutuamente contraditórios? Como um problema de fato, o que é tratado por essa teoria é principalmente o *qi* no *jingluo*. Hoje, o *qi* pode com certeza existir apenas no corpo vivo, pois para buscar *qi* ativo em um cadáver seria como "subir em uma árvore para pegar peixe", segundo o provérbio chinês. Sabemos também que a teoria e o método estão estreitamente relacionados e que os sistemas teóricos diferentes necessitam de métodos de pesquisa distintos. Ao estudar o sistema teórico da Medicina Chinesa que é completamente diferente daquele da Medicina Ocidental, devemos divisar métodos que se ajustem com o melhor. Isso promoverá pesquisa e sucederá fazendo uma ruptura no trabalho. Por exemplo, o uso recente de testes eletrofisiológicos e bioquímicos para estudar a Medicina Chinesa tem se provado muito efetivo.

Quando a Medicina Tradicional Chinesa não tinha conhecimento de anatomia, histologia, fisiologia ou patologia modernas, como as pessoas poderiam ter aprendido sobre as funções fisiológicas e alterações patológicas dos órgãos *zang-fu*, bem como a relacão entre elas apenas por meio da teoria *zangxiang*? Está registrado no *Su Wen* (*Plain Questions*), um capítulo do *Huang Di Nei Jing*, que o imperador perguntou: "Que me diz do *zangxiang*?" Wang Bing, médico famoso e anotador do *Huang Di Nei Jing* na dinastia Tang (618-907), destacou esta sentença dizendo: "*Xiang* (manifestação) pode ser lido fora." Zhang Jingyue disse mais claramente: "Os órgãos *zang* existem dentro, mas expressam suas imagens fora, desse modo temos o nome *zangxiang*." Explorando e reconhecendo os fenômenos variados para serem refletidos fora do corpo mediante prática repetida, observação e raciocínio, as pessoas têm se tornado claras sobre a teoria *zangxiang*. Recentemente, cientistas têm aplicado a cibernética para explicar a Medicina Tradicional Chinesa, observando os órgãos *zang-fu*, sob o argumento de que não podem ser vistos superficialmente. É como uma caixa-preta não aberta. Colocamos uma informação que já nos é familiar dentro da caixa. Isso age sobre certos aspectos dentro dessa caixa e a informação dentro dela nos é transmitida. Os segredos internos podem ser gradualmente explorados e tornarem-se conhecidos da informação obtida, depois de aplicar o conhecimento relacionado já disponível e comparando e analisando suas diferentes relações. O *Huang Di Nei Jing* declara o seguinte sobre esse método:

> O sol e a lua, a água e o espelho, o tambor e o som são boas ilustrações. O brilho do sol e da lua não se afastam da sombra, a observação da água e do espelho não se afasta do físico, e a batida do tambor é imediatamente seguida pelo som. Quando você grita, um eco retornará. Em todos esses casos, a reação é completa... O brilho abundante não pode ser protegido, porque o *yin* (sombra) e o *yang* (luz) nunca perecerão. Devemos observar o paciente sob todos os aspectos, sentir o pulso para verificar os sintomas e dominar a situação com nossos olhos, pois, como água limpa e um espelho brilhante, nunca destorcem o formato do físico. Se *wusheng* não for articulado, *wuse* não ficar claro e os cinco órgãos *zang-fu* estiverem vibrantes, existem então interferências mútuas entre o fora e o dentro, exatamente como o tambor responde inevitavelmente à batida da baqueta, o som tem seu eco e a sombra se conforma ao físico. Portanto, quando o objeto está distante, então observe o exterior para conjecturar o que está dentro; quando o objeto está próximo, então observe o interior para conjecturar o que está fora. Esta é assim chamada resposta do *yin* e do *yang* e os limites do céu e da terra.

Isso descreve como a estrutura e a função dos órgãos *zang* dentro do corpo humano podem ser refletidas na informação de *wuse*, *wusheng*, etc., que são expressas externamente. A estrutura e função podem ser vividamente expostas se todas as informações forem examinadas e resumidas de acordo com a lei fundamental da integração do *yin* e do *yang*. Esse método é adotado pela Medicina Chinesa a fim de distinguir o que está dentro do que está fora, examinando o complexo sintoma para descobrir a causa. Esta é uma característica especial da teoria *zangxiang*, e é similar ao método de informação da teoria da caixa-preta. Por exemplo, as pessoas imaginam, pela prática, que quando sentem frio, seus pêlos ficam arrepiados e estão sujeitas então a pegar um resfriado ou tosse. Se o sudorífico e a droga para ventilar o pulmão forem administrados, a doença pode ser curada. Dessa relação entre causa e efeito, as pessoas têm gradualmente compreendido que "pulmões, pele e pêlos mantêm um relacionamento de exterior e interior" e que "a tosse vem das vibrações nos pulmões".

Quando meu neto tinha um ano de idade, ele era muito saudável e vívido. Uma vez, depois que fiquei sem vê-lo por três meses, percebi que sua pele e cabelos estavam secos. Ele tossia e arfava e apresentava pouca disposição. Sob o interrogatório, contaram-me que ele tinha se esfriado dois meses antes e havia desenvolvido febre e tosse. Em seguida, deram-lhe penicilina, e a febre foi apaziguada, mas a tosse e o estertor persistiram por longo tempo, e seus dedos ficaram roxos. Isto se devia a estase do vento e do frio em seus pulmões, que não tinha sido ventilado e dissolvido; assim, a estase protraída tinha induzido a febre. Depois que administrei uma decocção de *Herba Ephedrae, Semen Armeniacae Amarae, Gypsum Fibrosum* e *Radix Glycyrrhizae*, a tosse e o estertor desapareceram. Uma semana mais tarde, sua pele e seus cabelos estavam macios e brilhantes novamente, e ele estava tão lépido como antes. É por meio dessa prática que as pessoas têm acumulado o conhecimento médico que formou gradualmente o *zangxiang*.

A teoria marxista acredita que o conhecimento humano vem da prática social. Durante o processo da prática, as pessoas sentem os fenômenos de coisas objetivas do mundo externo, incluindo a si mesmas. Elas adquirem conhecimento empírico na forma de percepção do sentido, consciência e idéias. Quando o conhecimento é transmitido por meio de comparação e discriminação, análise e síntese, abstração e generalização, gradualmente se torna apurado e mais preciso. O pensamento preciso construído sobre percepção necessita refletir corretamente a essência das coisas objetivas e se voltar para regularidades objetivas. Se a percepção e o pensamento não refletem completamente a realidade, o conhecimento adquirido será unilateral.

Na China antiga, o pensamento científico e tecnológico ainda estava no início e havia tanto o conhecimento correto quanto o incorreto do corpo humano. Por essa razão, é necessário classificar e sistematizar a Medicina Tradicional Chinesa, selecionando suas partes valiosas e descartando o resto. Enquanto se desaprova a negação da teoria de manifestações viscerais da medicina tradicional, também se desaprova o pensamento conservador que acalenta os aspectos fragmentados e esgotados e não se tenta sistematizar, estudar e elevar positivamente a Medicina Chinesa. A Medicina Tradicional Chinesa tem sido desenvolvida sob a orientação da dialética simples por meio da prática social durante séculos. É reconhecido, geralmente, que os caminhos para a verdade têm sido constantemente abertos no curso da prática. Mesmo que certas teorias provem ser efetivas na prática médica, devemos estudá-las seriamente, procurar desvendar seus mistérios e, finalmente, preservar sua essência.

O desenvolvimento da ciência tem tornado o campo de visão do homem mais amplo do que nunca. O que parecia inconcebível no passado é compreensível e claro hoje. Desse modo, muitas coisas que não estavam totalmente claras para nós atualmente provam seu valor no desenvolvimento científico, já que podem passar pelo teste de prática atual. O mundo objetivo é infinito e a habilidade humana para compreender esse mundo também é infinita. A parte do mundo que conhecemos hoje é certamente muito menor que a parte desconhecida. Portanto, não devemos negar a existência das coisas que a ciência ainda não pode interpretar e de repudiá-las como não-científicas ou denunciá-las como absurdas. A atitude de repúdio e denúncia deve-se principalmente à falta de entendimento preciso da relação entre a verdade relativa e a verdade absoluta. Se essa atitude limitada não for criticada, bloqueará a cadeia de pensamento e obstruirá o progresso da ciência.

Os cientistas modernos estão usando árvores de mil anos de idade para estudar as atividades de manchas solares, pois as camadas lenhosas anuais mostram o crescimento da árvore, que está diretamente relacionado às atividades solares. Dentro dessas camadas lenhosas anuais, os cientistas têm descoberto radiocarbono produzido pelos raios cósmicos, principalmente vindos do sol. Com essa informação, os cientistas podem estimar as mudanças nas atividades solares.

Existe uma relação entre os órgãos internos e a superfície corpórea que explicaria mais claramente o *zangxiang*? Essa questão está sendo hoje exaustivamente discutida na China. De acordo com o *The Journal of Traditional Chinese Medicine*, os órgãos internos, se doentes ou danificados, podem levar a anormalidade ou sensibilidade nos pontos de acupuntura correspondentes. A informação de um ponto de resistência elétrica baixa no pavilhão auricular pode ser verificada por meio de um eletrodo, como demonstrou experiência no Departamento de Biologia da Universidade Normal de Xangai há alguns anos. Esse ponto acontece principalmente devido ao ataque centrípeto de nervos vagos causado por estímulo patológico, enquanto os nervos simpáticos são os canais principais que transmitem a informação patológica. Pesquisadores da Faculdade de Medicina de Pequim também descobriram, após estudar os princípios básicos de anestesia por acupuntura, que se os nervos simpáticos ficam retidos, a relação entre o estômago e a pele da aurícula permanece normal; mas se eles são cortados, essa relação fica atenuada. Disso, pode-se perceber que a fibra do nervo simpático é uma das bases materiais da relação entre os órgãos internos e a superfície do corpo. Com certeza, tal pesquisa experimental é apenas um começo; o resultado por si mesmo é muito mais complicado. Isso mostra, entretanto, que a pesquisa na teoria *zangxiang* já tem tido perspectivas amplas abertas anteriormente.

Deveria também ser destacado que, desde que os métodos tradicionais chineses de observação e estudo de fisiologia e patologia dos órgãos internos sejam completamente diferentes daqueles adotados pela Medicina Ocidental, diferenças naturalmente existirão em seu entendimento do mesmo objetivo; dessa maneira, teorias diferentes serão formadas. Os estudiosos integraram a Medicina Chinesa e Ocidental na última dinastia Qing (1644-1911) e adotaram métodos que não eram corretos. Geralmente faziam uso de teorias de Medicina Chinesa ou Ocidental para interpretar as teorias ocidental e chinesa e, ao fazer isso, inevitavelmente adotavam com freqüência coisas não criticamente, consumindo grandes esforços e executando muito pouco. Essa prática ainda existe, com o problema.

A integração da Medicina Chinesa e Ocidental moderna exigirá muito mais estudo e pesquisa, envolvendo métodos de sistemas de pensamento e teórico; comparações simples não contribuirão muito. Além disso, alguns afirmam que a Medicina Ocidental tem sido aprovada em exame pela medicina moderna, enquanto muitas teorias tradicionais chinesas são incompatíveis com o conhecimento ocidental. Eles, portanto, duvidam da natureza científica da Medicina Chinesa. O marxismo, entretanto, acredita que a prática é o critério de base para testar a verdade. Desde que a prática terapêutica, sob a orientação da teoria *zangxiang*, já tenha mostrado seus excelentes efeitos, devemos primeiro descartar a atitude suspeita ou desdenhosa para com ela e então dedicar trabalho esmerado para integrar a Medicina Chinesa e a Ocidental.

OBSERVAÇÃO EXPERIMENTAL SOBRE " VISÃO REVERBERATIVA DA CENA INTERNA"

Como a Medicina Chinesa desenvolve tal método peculiar de reconhecimento dos órgãos *zang-fu* e *jingluo* no corpo humano? O que a população chinesa usa para reconhecer o corpo e seu ambiente, os órgãos *zang-fu*, *jingluo*, *qi*, sangue, fluido corpóreo e *jing* e a força configurativa e física, bem como suas funções e relação holística? Muitos desses fatores, embora ainda não provados por meios científicos modernos e tecnológicos, têm desempenhado resultados convincentes na prática clínica. Por exemplo, a teoria do *jingluo* e o tratamento de doenças por acupuntura e moxibustão tem sido amplamente divulgado e popularmente aceito. Entretanto, até o momento e apesar de muita pesquisa, a substância e o mecanismo do *jingluo* e pontos de acupuntura ainda não foram elucidados.

A prática é a fonte de conhecimento. Aprender é sempre um processo de desenvolvimento da prática; a prática e o aprendizado são repetidos. Aprender começa da prática na produção, em viver, na preservação da saúde e na prevenção e tratamento de doenças. A Medicina Tradicional Chinesa tem acumulado conhecimento e tem até mesmo feito uso do método da teoria da caixa-preta, para gradualmente formar sua própria teoria. Já que possui suas próprias teorias e conhecimento específico, entretanto, ela também possui seu próprio método original de aprender? Esta seção do livro explorará se um método de aprendizagem - chamado "visão reverberativa da cena interna" ou "introexploração" - existe realmente.

O termo "visão reverberativa da cena interna" originou no *Qi Jing Ba Mai Kao* (*A Study on the Eight Extra Channels*), escrito por Li Shizhen, farmacologista bem conhecido na dinastia Ming (1368-1644) que afirmou: "O túnel para a cena interna apenas pode ser observado por meio da reverberação." Apenas aqueles que têm adquirido certo treinamento e cultivo mental (tais como mestres de *qigong* e mediadores) podem ver introspectivamente ("reverberativamente"), observar e reconhecer a cena interna dos órgãos *zang-fu* e os túneis do *jingluo*. Existem repetidos relatos nos livros de história chinesa de exemplos de "visão reverberativa da cena interna" ou "introexploração". *Shi Ji* (*The Records of the Historian*), por exemplo, tem algo para dizer sobre Bian Que, famoso médico do Período dos Estados Combatentes (475-221 a.C.). Uma vez, ele foi fazer um diagnóstico de Oi Huan Hou. Quando encontrou o duque, Bian Que contou-lhe que já havia ficado doente, e que esta se espalhava da pele aos vasos sangüíneos, intestinos, estômago e finalmente para os órgãos vitais. O duque recusou-se a aceitar o tratamento, porque não acreditou no que o médico tinha lhe dito. Contudo, o diagnóstico estava correto e o duque morreu pouco tempo depois. Há abundância de registros em várias dinastias sobre praticantes de *qigong* conscientes da circulação do *qi* interno no corpo, capaz de fazer circular ao longo dos canais *Ren* e *Du* para formar um *zhoutian* pequeno (circulação de *qi*) e ao longo dos doze canais regulares e dos oito canais extras para formar um *zhoutian* grande. São até mesmo capazes de dirigir *qi* para o lado de uma enfermidade a fim de curá-la. Esse método de tratamento elaborado em tempos remotos é ainda hoje amplamente usado, atraindo grande interesse e instituindo pesquisa por todo o mundo.

Na verdade, nosso conhecimento de *jingluo* veio da prática diária. Certas localizações de foco foram percebidas por serem capazes de curar algumas doenças e irradiar *qi* para determinadas posições ou rotas dentro do corpo. Foi nesse fundamento que as experiências foram acumuladas e desenvolvidas. Em tempo, os lugares relacionados foram ligados e o conhecimento do *jingluo* foi então obtido. Entre a literatura médica desenterrada das tumbas de Han em Mawangdui, próximo de Changsha, capital da Província de Hunan, em 1972, *Zu Bi Shi Yi Mai Jiu Jing* (*Moxibustion Classic of Eleven Pulses on Arms and Feet*) e *Yin Yang Shi Yi Mai Jiu Jing* (*Moxibustion Classic of Eleven Yin and Yang Pulses*), que se acreditou terem surgido antes do *Huang Di Nei Jing*, apenas descreviam a circulação do *jingluo*, não os lugares de "indução" de foco. Isso mostra que o conhecimento dos lugares de focalização não foram adquiridos durante a prevenção e o tratamento de doenças primitivas à descoberta do *jingluo* da relação entre esses lugares. Qual, então, é a fonte desse conhecimento? Isso nos recordou o que Li Shizhen declarava:

> O túnel para a cena interna apenas pode ser observado através do refletor.

Desde 1949, tem havido relatórios repetidos sobre pessoas sensíveis ao *jingluo*, que sentem o fluxo de *qi* nos canais. Ainda que a maioria não conheça nada sobre medicina ou localizações de foco do *jingluo*, as rotas de fluxo que descreveram eram as mesmas explicadas na teoria *jingluo*. O *qi* pode também ser detectado com um aparato especial. Quando se detecta a posição corpórea a que o *qi* tem chegado por meio do sistema de imagem térmica de infravermelho, pode-se descobrir que ele possui temperatura mais alta que a de outros pontos.

O método de aprender sobre a "visão reverberativa da cena interna" ou "introexploração", mencionado na literatura tradicional, é um aspecto de conhecimento perceptivo. Vem da percepção dos fenômenos internos do corpo humano sob as condições específicas mediante determinada informação. Tal conhecimento perceptivo, torna-se gradualmente racional e conseqüentemente uma fase da teoria *zangxiang*. Esse canal para o conhecimento não pode ser denegado sem análise e investigação, porque o fracasso de fazê-lo assim bloqueará o modo pelo qual poderia levar a um novo domínio do conhecimento.

A "visão reverberativa da cena interna" realizada por meio de *qigong* lida com um movimento complicado no mundo natural - movimento recíproco entre a consciência e o corpo humano. Já que o corpo e a consciência são os produtos do desenvolvimento evolucionário, e hoje estamos provavelmente à beira de uma ruptura entre ciência natural e medicina. A atenção deveria ser dada aos seguintes pontos se nos comportamos para acelerar essa ruptura.

Primeiro, deveríamos nos basear no fundamento das teorias científicas e tecnologias presentes e ainda tentar constantemente expandir o campo das teorias médicas básicas. Por exemplo, como podemos reconhecer no fundamento das ligações holísticas a interação entre corpo e mente? Na Medicina Tradicional Chinesa e no *qigong*, espírito e matéria e consciência e carne são considerados uma totalidade interagindo. Isso tem sido o ponto inicial do estudo e apresenta nova perspectiva para o entendimento avançado do movimento da vida humana. Um mestre de *qigong*, por exemplo, coloca um bloco de pedra de 1.000 a 1.500 kg sobre seu estômago, sendo golpeado com um martelo grande *e* pesado, mas o mestre permanece ileso enquanto o bloco é quebrado em pedaços. Como ele pode suportar tamanha pressão? Isso ocorre devido a uma espantosa relação entre corpo e mente e entre carne e consciência desenvolvida no *qigong*, cujo propósito é dirigir o *qi* no corpo e criar uma disposição funcional. Isso não é valioso para nossa exploração e investigação? Quanto mais descobrimos todas as funções do *qi* no corpo, que não podem ser explicadas pelas teorias científicas existentes, mais procuramos por suas regularidades científicas. Não deveríamos repudiar ligeiramente suas existências objetivas simplesmente porque estão além dos limites da explicação pelas teorias científicas existentes.

Já que a teoria e o método estão estreitamente relacionados, sistemas diferentes de ciência e aprendizagem possuem métodos diferentes de pesquisa e experiência. A ciência do corpo humano não deveria ser satisfeita com pesquisa médica existente. Por exemplo, o uso de modelos de animais não cumprirá os requisitos de pesquisa nas novas áreas. Devemos, pelo contrário, planejar criativamente novos projetos de pesquisa e métodos experimentais.

A pesquisa requer cooperação entre as várias disciplinas e participação da união de cientistas interessados em campos diferentes. Em sua tese *Expand the Basic Research in the Science of the Human Body*, o professor Qian Xuesen propõe uma série de idéias e pensamentos provocadores. Ele explica que o corpo humano é um sistema de larga escala altamente complexo em que, além das disposições funcionais como caminhar, dormir e hipnose, existe a disposição funcional do *qigong*. Afirma que o estudo básico do corpo humano deveria concentrar-se em suas várias disposições funcionais, e a influência da consciência sobre o corpo e a circulação de *qi* no corpo não deveriam ser pensamentos de como uma substância corre ao longo dos canais, mas uma percepção expressa pelo corpo humano por meio da consciência. O *qi* externo eliminado por um mestre de *qigong* age sobre as coisas vivas e não-vivas. Esse é um tipo de ressonância produzido após o sistema de larga escala do corpo ser expandido. As ligações entre qualquer parte desse sistema são indissolúveis; coincide com o estudo básico dos mecanismos de quantidade e do ponto de vista de integração da natureza e da humanidade. O professor Qian destaca que é compatível com o desenvolvimento da ciência moderna em estudar o corpo e acredita que o trio – trabalho de *qigong*, teoria médica chinesa e função idiossincrática do corpo – adota o princípio fundamental na ciência do corpo humano. Em sua tese, o professor Qian elucida a necessidade de disciplinas múltiplas colaborando para o estudo desse problema.

Conseqüentemente, a "visão reverberativa da cena interna" é tema importante, que, esperamos tomará a frente da ciência. As funções latentes, ocultas no corpo humano, contribuirão para o entendimento adicional do enigma da caixa-preta.

TEORIA *ZANGXIANG* DO PONTO DE VISTA DO *YIN* E DO *YANG*

A teoria *zangxiang* adota a teoria *yin-yang* como seu guia, com conceitos de interligação, interinibição, movimento e mudança. Isso, portanto, constitui uma visão holística de equilíbrio e ordem.

Para começar, a teoria acredita que os órgãos *zang* pertencem ao *yin* e os órgãos *fu* ao *yang*. Existe um parágrafo no *Huang Di Nei Jing* que trata das funções básicas dos órgãos *zang-fu*, de forma geral, dizendo:

> Os cinco órgãos *zang* assim chamados reúnem *jing*, mas não o reduzem e, conseqüentemente, são cheios, mas não substanciais. Os seis órgãos *fu* transformam e decompõem, mas não armazenam e, por conseguinte, são susbstanciais, mas não cheios.

Essa generalização ainda dá sustentação considerável à orientação da prática clínica. Tomando, por exemplo, o tratamento de um problema agudo no abdome, como apendicite e obstrução intestinal. A purgação era geralmente proibida por promover peristaltismo intestinal na Medicina Ocidental, pelo fato de se correr o risco de perfuração estimulante e difusão na seção inflamada dos intestinos. Grande êxito tem sido obtido nesse campo, combinando a Medicina Chinesa e a Ocidental desde 1949; e é por meio de purgação que muitas pessoas têm sido curadas de abdome agudo. Isso devido ao fato de a Medicina Tradicional Chinesa afirmar que o estômago, os intestinos grosso e delgado e a vesícula biliar estão entre os órgãos *fu*, cujas funções são reduzir e desobstruir, transformar e decompor coisas, em vez de armazená-las. A inflamação aguda e a obstrução nos intestinos romperão, portanto, suas habilidades para transformar, decompor e desobstruir e, naturalmente, resultarão em estado mórbido. Se as funções normais devem ser restauradas, a atenção deve ser firmada na "purgação". Para os dois mil anos passados, a Medicina Tradicional Chinesa tem usado a purgação para tratar síndromes similares nos órgãos *fu*. Isso é mencionado no *Shang Han Lun*, no qual dois tipos de decocção são prescritos, ainda usados atualmente, com alterações menores em dosagem, para tratar certas síndromes agudas de abdome.

No inverno de 1965, um rapaz de 20 anos em Hunan sofria de apendicite aguda. A dor era intensa e durou por toda a noite. Ele foi rapidamente para o hospital, onde lhe contaram que devia ser operado imediatamente. Sem vontade de fazê-lo, ele e sua família vieram a mim para uma consulta. Em primeiro lugar, eu os aconselhei a operá-lo, mas eles se recusaram novamente, insistindo em tentar a Medicina Chinesa. Não tive outra escolha, senão fazer o diagnóstico. Seu pulso foi sentido e estava fixo, rápido, tenso e veloz, e o revestimento na língua, amarelo e grosso. Ele estava curvado da cintura aos joelhos porque seu abdome estava distendido e com sensação terrivelmente dolorosa. Então prescrevi quatro doses de droga de erva consistindo de *Radix et Rhizoma Rhei, Cortex Mountan Radicis, Semen Persicae, Semen Benincasae, Natrii Sulfas, Herba Oldenlandiae, Fructus Aurantii Immaturus* e *Cortex Magnoliae Officinalis*. Depois de uma dose, sua distensão abdominal e dor diminuíram, e foi inteiramente curado depois das quatro doses. Nenhuma recaída ocorreu desde esse momento. O efeito, portanto, foi obtido por administração de decocção, cuja função é reduzir e purgar. Isso justifica ademais a capacidade inesgotável da Medicina Tradicional Chinesa.

Baseado na unidade do *yin* e do *yang*, a teoria *zangxiang* conta não apenas com a noção geral de que os órgãos *zang* pertencem ao *yin* e os *fu* ao *yang*, mas, da mesma maneira, mostrando que todos os órgãos *zang* ou *fu* possuem seu próprio *yin* e *yang*. Quando o *yin* e o *yang* dos vários órgãos *zang-fu* estão em estado de unidade e equilíbrio relativo, os próprios órgãos *zang-fu* estão saudáveis. Se os órgãos *zang* ou *fu* estiverem prejudicados, ou se o *yin* e o *yang* entre eles estiverem desequilibrados, uma condição patológica nesse órgão particular ocorrerá. Por exemplo, se o *yin* do coração estiver deficiente, o paciente terá provavelmente mais sintomas de palpitação, irritabilidade, amnésia, insônia e sonhos; se o *yang* do coração estiver deficiente, então, nervosismo, respiração curta, membros frios, corpo frio, pulso fino e fraco ou pulso lento com batida irregular podem ocorrer. O princípio terapêutico geral da Medicina Chinesa para tratamento de doenças viscerais, portanto, consiste no reajuste dos órgãos *zang-fu*, bem como do *yin* e do *yang* para de restabelecer o que está deficiente e eliminar o que é excessivo, a fim de atingir o equilíbrio.

A teoria *zangxiang* considera sistemática e dialeticamente a ligação e a inibição mútuas entre as coisas.

1) A inter-relação e interinibição entre os órgãos *zang* e *fu*. Considera a afirmação de que "o coração é calor no céu, fogo na terra, e verão em termos de estação, milho do cereal e vegetal da chalota". Isso explica que o coração é tão vivo quanto o fogo e é a fonte de poder motor para o corpo todo. O tempo no verão é bom para aqueles com doenças do coração, mas no inverno excessivamente frio é desvantajoso. Calor excessivo, febre alta, ou transpiração excessiva devido ao *yang* deficiente, entretanto, causarão desconforto. (A transpiração é o fluido do coração.) O milho e as chalotas possuem estreita ligação com o coração, e os chineses antigos defendiam "comer mais chalotas em caso de doença do coração". Hoje em dia, está clinicamente provado que a chalota é uma das drogas efetivas para doença cardíaca. Isso comprova o fato de que existe uma relação estreita entre o coração e o mundo externo.

Na prevenção e no tratamento de doenças, a Medicina Chinesa dispensa atenção limitada à relação entre os órgãos *zang-fu* e ao mundo natural. Por exemplo, na primavera venta, e assim está apta a agitar o vento hepático endógeno. Os médicos chineses afirmam que os pacientes com doenças mental ou nervosa, relacionadas a esse vento, deveriam prevenir-se contra seus ataques. Em dias de verão abafados, quando o *qi* é facilmente lesado e fica sujeito a golpe de calor, deve-se ficar atento para a prevenção de doenças febris agudas; se o verão for muito longo e o baço e o estômago estiverem prejudicados pelo calor e pela umidade, devem-se tomar algumas medidas preventivas contra doenças infecciosas no sistema digestório entre o verão e o outono. A secura outonal é responsável por ferir os pulmões e, desse modo, a tosse e a asma devem ser prevenidas, e pacientes tuberculosos devem ser cuidadosos com suas enfermidades. O inverno é um atributo da água, assim deve se atentar para a prevenção da asma quando os rins fracassam ao absorver o *qi* suficiente devido à deficiência de água renal.

2) As inter-relações entre os órgãos *zang* e suas manifestações. As condições dos órgãos *zang* e *fu* são freqüentemente refletidas em alguma parte do corpo ou sobre sua aparência. Por exemplo, o orifício do coração é a língua, seu sabor é amargo, seu fluido é doce e sua saúde é refletida na face. A língua está relacionada ao coração. Conseqüentemente, se o fogo cardíaco for muito vigoroso, a ponta da língua apresentará tonalidade vermelho-escuro. Se o *yang* do coração estiver deficiente, a língua torna-se grossa, grande e esbranquiçada. Se o sangue no coração estiver estagnado, a língua ficará escura. A face das pessoas com doença do coração parece geralmente muito abatida, e aquelas com deficiência de *yang* do coração, em geral transpiram espontaneamente; durante a falha do coração, de fato, a transpiração copiosa ocorre freqüentemente. Aquelas com doença do coração com freqüência sentem dor em local em que os canais do coração e do pericárdio atravessam ou no ponto de acupuntura *xinshu* (é o ponto *shu* dorsal do coração – de assentimento ou de transporte posterior – situado 1,5 *cun* para fora da margem inferior do processo espinhoso da 5ª vértebra torácica) nas costas. A condição geral do coração pode ser diagnosticada por meio de anormalidades das partes externas do corpo relacionadas ao coração, por observação, auscultação e olfação e interrogatório.

Os rins possuem seu corpo específico abrindo nos ouvidos e podem ser citados como outro exemplo. Clinicamente, os pacientes nefríticos, em especial aqueles sofrendo de deficiência renal, freqüentemente se queixam de zumbido no ouvido e surdez. As aurículas de pacientes com síndrome de deficiência dos rins com freqüência parecem enrugadas, delgadas e murchas. Além do mais, seus cabelos caem ou tornam-se fracos ou prematuramente brancos. A razão é que o esplendor do rim é geralmente refletido no cabelo. Novamente, "os rins governam o osso", e "a essência do osso é a pupila". Portanto, as pupilas dos pacientes que sofrem da síndrome de deficiência dos rins estão dilatadas, grandes e apáticas, e suas visões ficam enfraquecidas. Na maioria dos casos, eles se adaptam às pílulas feitas de *Fructus Lycii, Flos Chrysanthemi* e *Radix Rehmanniae*, uma prescrição usada para tonificar os rins. Como os "rins estão encarregados dos ossos", clinicamente, os ossos de pacientes renais estão freqüentemente moles, descalcificados e facilmente fraturados. Tonificar os rins em casos de condropatia infantil produz efeitos notáveis.

A compleição física não só reflete a aparência de um órgão específico, mas também revela a condição de ligações múltiplas e movimentos desfrutados por aquele órgão em particular com outros órgãos *zang*, *jingluo*, *qi* e sangue. A língua, para um, é considerada o broto do coração, significando que, de certa forma, se pode perceber a condição do coração pela textura, cor e forma da língua. Além disso, a condição (viçosa ou murcha), a cor (vermelha, carmim, roxa, azul ou preta), a textura (resistente ou delicada, grossa ou delgada, com revestimento como cerda, rachada, inchada ou enrugada) e o aspecto (macio, duro, tremendo, flácida, torta, oblíqua, encolhida, estendida e batendo) da língua refletem a condição geral do corpo e de outros órgãos.

As diferentes partes da língua podem ser usadas para diagnosticar os diferentes órgãos *zang*. O centro da língua, por exemplo, reflete o baço e o estômago; a raiz, os rins e a bexiga; os dois lados refletem o fígado e a vesícula biliar; e a ponta, o coração e o pulmão. Os problemas refletidos nas mudanças da cor e da textura da língua são muito complicados. Um revestimento esbranquiçado surge com a invasão de vento e frio; o amarelado é principalmente devido a estagnação do estômago ou secura e acúmulo no intestino grosso; e o revestimento branco e lustroso indica que o baço foi afetado por umidade e flegma. Obviamente, essas manifestações não são as de um único fator ou causa e efeito linear, mas são, ao contrário, expressões compostas das interações de diversos fatores, variáveis e regularidades. Isso se aplica também para outras expressões, tais como pulso, compleição, expressão facial, etc. As condições históricas impediram a Medicina Chinesa de adotar meios científicos modernos para diagnosticar as funções dos órgãos internos; pelo contrário, poderia apenas estudar o interior observando intimamente o exterior, e mais atentamente, de fato, do que outras ciências médicas possuem. Esse valioso método deveria ser cuidadosamente estudado e desenvolvido.

Por exemplo, embora a transpiração seja um fenômeno comum, qualquer diferença diminuta em sua ocorrência (tal como tempo, localização e qualidade da transpiração) pode refletir estados fisiológicos e patológicos diferentes. A transpiração devido ao vento nocivo freqüentemente significa deficiência do exterior, a transpiração espontânea durante o dia é principalmente devido à deficiência *yang*, a transpiração durante o sono é causada pela deficiência de *yin* e a transpiração de gotejamento copioso indica deficiência e declínio de *yang-qi*. A febre com transpiração abundante acontece devido ao calor no Canal do Estômago de *Yangming* do Pé, enquanto a transpiração amarela pode ser causada por umidade estagnada. Se a transpiração for clara e fina como a água, acontece, principalmente, devido à síndrome de deficiência; a transpiração com odor de peixe ou carne de carneiro é causada pelo vento, umidade e calor fermentando na pele; a transpiração pegajosa e doce gordurenta é sinal de prostração; e transpiração oleosa é principalmente sintoma de morte próxima. Se apenas a testa transpira, acontece, mais provavelmente, devido ao desmaio causado pela deficiência de *yang*; se apenas os pés, acontece mais provavelmente devido a umidade e calor na cavidade inferior. Se um lado do corpo transpira, isso ocorre provavelmente devido ao colapso do equilíbrio entre o *yin* e o *yang*.

Mesmo que a ciência moderna use instrumentos para simular a operação dos quatro métodos de diagnóstico na Medicina Chinesa, não podem substituí-los. Por exemplo, o esfigmofone, instrumento para medir a velocidade do pulso, não pode facilmente refletir as interações dos múltiplos fatores, variáveis e regularidades nas relações de *zangxiang* mencionadas anteriormente. Evidentemente, a tecnologia computadorizada ajudará certamente a resolver problemas nesse campo; realmente, o conjunto todo de teorias, métodos, diagnósticos e tecnologia terapêutica da Medicina Chinesa deveria ser escrito em um programa de computador. Tais percepções de sentido, como visão, audição e paladar, poderiam ser simuladas, e suas sínteses e análises poderiam ser conduzidas com visão para produzir uma função de computador capaz de reconhecer a interação de fatores no *zangxiang*. Vários problemas nessa área esperam estudo e investigação.

3) A relação entre os órgãos *zang*, entre os órgãos *zang* e *fu* e entre os órgãos *fu*. A Medicina Chinesa associa os cinco órgãos *zang* com o *wuxing*. A função do *wuxing* em gerar, controlar, inibir e resolver reflete uma relação de interligação e inibição mútuas e geração entre os órgãos *zang* e *fu*. Além disso, a relação entre os órgãos *zang* e *fu* pode ser vista tanto de fora como de dentro. Por exemplo, o pulmão está associado com o intestino grosso, o coração com o intestino delgado, o fígado com a vesícula biliar, o baço com o estômago, e os rins com a bexiga. Isso acontece porque eles, com o *yin* e o *yang*, são considerados um organismo intimamente ligado e harmonioso.

4) A relação entre os órgãos *zang-fu* e a atividade mental. Embora o pensamento e a emoção sejam guiados pelo cérebro, a Medicina Tradicional Chinesa, todavia, afirma que o coração governa a atividade mental e é o principal dos vários órgãos. De acordo com o *Huang Di Nei Jing*, o coração é o chefe dos cinco órgãos *zang* e seis órgãos *fu*. Ao se entristecer, se lamentar, se preocupar ou ficar em disposição melancólica, o coração, se agita. Quando o coração se agita, os órgãos *zang* e *fu* se perturbam. Além disso, a Medicina Tradicional Chinesa acredita que o coração armazena o espírito divino: em desejo, ele é euforia; em ação, melancolia. O fígado armazena o espírito mental: em desejo, ele é cólera; em ação, ganancioso. Os rins sustentam o desejo ardente: em desejo, ele é medo; em ação, tremor. O pulmão sustenta o espírito corpóreo: em ambição, ele é melancolia; em ação, tosse. O baço abastece a intenção: em desejo, ele é pensamento; em ação, esforço para vomitar. Dessa maneira, a Medicina Tradicional Chinesa liga várias faculdades mentais e emoções com as funções e condições dos diferentes órgãos *zang* e *fu*.

Uma boa interpretação psicológica dos espíritos divino, mental e corpóreo, com a intenção e o desejo, foi feita no *Huang Di Nei Jing*:

> Por conseguinte, o que é inato é chamado *jing*. Dois tipos de luta do *jing* para abraçar um ao outro para formar o espírito divino. O que acompanha o *jing* ao entrar e sair é chamado de espírito corpóreo. Então, o que se torna encarregado das coisas é chamado coração; o que o coração considera é chamado de intenção; ao que a intenção visa é chamado desejo. Meditar sobre existência e mudanças possíveis é cha-

> mado pensamento; aspirar por meio do pensamento sobre o futuro distante é chamado concernência; dispor das coisas fora de concernência é chamado de inteligência.

Desse modo, a relação entre o corpo físico e a atividade mental é construído sobre um fundamento materialístico.

No campo da patologia, a Medicina Chinesa enfaticamente acentua a ação patológica causada pelas sete emoções, quando são excessivas: alegria, cólera, ansiedade, preocupação, dor, apreensão e pavor. Isso se afirma que tal excesso não ferirá meramente o coração e o espírito – o sistema nervoso central –, mas também afligirá direta e indiretamente os órgãos *zang-fu* relevantes. Por exemplo, a cólera imensa fere o fígado, grande alegria prejudica o coração, o medo terrível faz mal aos rins, tristeza profunda danifica o pulmão, e pensamento excessivo afeta o baço. Como o *Huang Di Nei Jing* afirma:

> Eu sei que todas as doenças se originam do *qi* genuíno... Quando se está irado, seu *qi* genuíno será afrontado; no pior dos casos, ele vomitará sangue e terá diarréia, causando, então, a ascensão do *qi* genuíno. Quando se está feliz, o *qi* genuíno é suave e a aspiração tende a ser otimista; tanto o *qi* construtivo quanto o defensivo fluem suavemente e o *qi* genuíno atravessa lentamente. Quando se está angustiado, seu coração bate rapidamente, seu pulmão expande e seus lóbulos elevam-se, a cavidade superior é bloqueada e *qi* construtivo e defensivo não podem dispersar-se. Assim, o calor concentra-se e o *qi* genuíno desaparece. Quando se sente medo, o *jing* se retrai... e a cavidade superior fecha. Se está fechada, o *qi* genuíno volta, ocasionando a cavidade inferior a inflar, e o fluxo de *qi* genuíno cessa... Quando se está com medo, o coração é privado de seu suporte e o espírito divino não encontra lugar nenhum onde residir, enquanto a preocupação vagueia e o *qi* genuíno é desarranjado... Quando se pensa, o coração tem algo para assentar-se, e o *qi* genuíno não circula.

Ao tratar de doenças causadas por desejo veemente e emoção, a Medicina Chinesa enfatiza a regulação de *qi* genuíno. Ela afirma, além disso, que a psicoterapia deveria ser usada principalmente para curar essas doenças mudando os pontos de vista na vida. Se, ao contrário desse ensinamento, "hábito e desejos sexuais não forem controlados e preocupação e inquietação forem prolongadas, então o *jing* e o *qi* genuíno se afrouxam e se deterioram, enquanto a nutrição e a defesa serão removidas. Nesse momento, o espírito divino partirá e as doenças não serão curadas", como explicado no *Huang Di Nei Jing*.

Além disso, para prestar atenção às "doenças causadas por melancolia", a Medicina Chinesa também acentua "a melancolia causada por doenças", isto é, doenças nervosas e psíquicas causadas por desarranjo das funções dos órgãos *zang-fu*. Portanto, a Medicina Chinesa incorpora vários métodos, não apenas de remoção de melancolia para curar doenças, mas também remoção de doenças para curar melancolia, isto é, para curar o desarranjo das funções do *zang* e do *fu* com uma visão para curar doenças nervosas e psíquicas. Freqüentemente recebemos pacientes que sofrem de neuroses e que, ordinariamente, pensam muito sobre as coisas e se angustiam. De maneira gradual se tornam deprimidos e ansiosos, com sintomas de palpitação, insônia, tendência de ficar apavorados, falta de apetite, preguiça mental, falta de ar e fraqueza. A partir desse momento, a Medicina Chinesa afirma que isso acontece devido a um enfraquecimento do coração e do baço. Além disso, recomenda-se o uso de prescrições para curar esses órgãos. Se tais receitas como decocção de reabilitação de baço são prescritas para tratar o coração e o baço, a neurose também será curada ao mesmo tempo.

5) A interligação entre os órgãos *zang* e *fu* por um lado, e *jing*, *qi* genuíno, sangue e fluido, por outro. *Jing*, *qi*, sangue e fluido constituem as funções dos órgãos *zang* e *fu*, e adicionalmente ligam os órgãos *zang* e *fu* e tornam os órgãos, os tecidos e as células um organismo. A Medicina Tradicional Chinesa também acredita que existem ligações específicas entre *jing*, *qi*, sangue e fluido, por um lado, e os órgãos *zang* e *fu*, por outro. Por exemplo, existem dois tipos de *jing*, um inato e o outro produzido do alimento por meio de sua circulação e dissolução depois de ser transportado para diversos órgãos *zang-fu*. Os rins contêm tanto o *jing* congênito quanto o adquirido, assim: "rim armazena o *jing*." Se o rim não o armazenasse, a constituição do corpo se deterioraria, todas as funções corpóreas decli-

nariam e a força configurativa se tornaria apática. Portanto, a cura começaria com o reforço dos rins.

A Medicina Tradicional também acredita que o *qi* genuíno está nos rins, o *qi* torácico acumula-se nos pulmões, o *qi* construtivo circula nos canais; e enquanto a fonte de *qi* defensivo está na cavidade inferior (rins), é propagado na cavidade mediana (baço) e desenvolvido na superior (pulmões).

Existem as interligações específicas do coração na geração, o fígado no armazenamento e o baço no controle do sangue. Portanto, o coração, o fígado e o baço deveriam ser levados em conta no tratamento de doenças do sangue e desordens menstruais.

A Medicina Tradicional afirma que o baço está encarregado da circulação e digestão e do transporte, o pulmão limpa o ar inspirado e mantém o *qi* fluindo para baixo, e os rins governam o metabolismo da água. Deste modo, o tratamento de hidropisia geralmente começa com o diagnóstico do pulmão, baço e rim. Conseqüentemente, em casos de nefrite aguda primária, febre, aversão ao frio, incontinência, edema, etc., as prescrições preparadas são as seguintes: *Herba Ephedrae, Radix Forsythiae, Semen Phaseoli* e *yuebi*, todas decocções. Além disso, a nefrite crônica deveria ser tratada focalizando o baço e os rins.

Jing, *qi*, sangue e fluido corpóreos estão ligados e sempre em movimento – ascendendo, descendendo, reduzindo e absorvendo. Sob condições normais, o *yang* límpido está em cima, o *yin* turvo é amarelo, enquanto o *qi* esplenogástrico é o pivô para levantar o límpido e suprimir o turvo. "O *qi* do sistema *ying* flui para uma direção natural, enquanto o sistema *wei* corre adversamente." Quando ambos os tipos do *qi* estão em harmonia, a pele está saudável. A redução e a absorção formam um canal concreto do metabolismo do organismo: o alimento é assimilado e desassimilado. Inalar oxigênio e exalar dióxido de carbono é indispensável para a respiração das células e para a transmutação do *qi*. Se a ascensão e o declínio não estiverem regulados, o límpido e o turvo interferem um com o outro, o *qi* do sistema *ying* e aquele do *wei* ficam desequilibrados, a redução e a absorção são prejudicadas, e o organismo se torna doente. Devido a ascensão, declínio, redução e absorção estarem estreitamente ligados, certamente produzem efeito um sobre o outro.

O *qi* é muito importante na Medicina Tradicional Chinesa. Muitos filósofos na China antiga partilharam o ponto de vista de que os movimentos de todas as coisas no mundo foram considerados produto ou causa do *qi* genuíno. Eles afirmavam que a fonte do cosmos era o *qi*, não o espírito. Em seu livro *Lun Heng*, Wang Chong (27-97), filósofo na dinastia Han, disse:

> O nascimento de todas as coisas no mundo é dotado de *qi*.

Na opinião de Wang Chong, a vida humana e a atividade mental levam ao "*qi* genuíno" como suas bases materiais. Ele declarou em um artigo que o *qi* genuíno tornou-se extinto imediatamente depois da morte, e sem o *qi*, a vida desapareceria. Literatura considerável existe na filosofia chinesa nos pensamentos monistas materiais como aqueles de Wang Chong. De fato, o monismo na Medicina Tradicional Chinesa começou muito antes e era mais rico em conteúdo. Entretanto, os pesquisadores na história do pensamento filosófico têm pouco a dizer sobre esse assunto.

O *Huang Di Nei Jing* vividamente explica que o começo e a fonte de todas as coisas no cosmos é o *qi*: sua amplitude e circulação dão origem ao movimento e desenvolvimento das coisas no mundo. A passagem termina declarando:

> Na atmosfera, é o *qi*; na terra, assume formato físico. O *qi* e o formato induzem um ao outro e resolvem por si mesmos produzir todas as coisas no mundo.

O *qi* genuíno no corpo humano é uma substância sofisticada e sutil, como é sua função. É a fonte do metabolismo. "A humanidade nasceu pelo céu e pela terra e desenvolveu-se pelas quatro estações." O *qi* é a base da relação mútua entre o corpo e seus ambientes. Existem dois tipos de *qi* no céu e na terra: *yin-qi* e *yang-qi*. A atividade de *qi*, integração de *yin* e de *yang*, é o alicerce do corpo humano. Nesse alicerce holístico a medicina tradicional reconhece a especificidade dos órgãos *zang* e *fu* e *jingluo*. Além disso, discrimina entre o *qi* torácico, nutritivo e defensivo e aquele nos vários órgãos *zang* e *fu* e *jingluo*. O *jingluo* pode ser usado para ativar o corpo todo e as diferentes partes. *Jing*, sangue e fluidos claro e mucóide fornecem a atividade do *qi* no corpo com o *qi*. Sob seu comando, *zang* e *fu*, *jingluo*, *jing*, sangue, e fluidos claro e mucóide formam uma entidade completa. O *qi* carrega a informação dentro do corpo, e essa informação interna é manifestada externamente. A atividade mental é uma expressão até mesmo mais alta do *qi* básico. Um mestre de *qigong* pode dirigir seu *qi* genuíno por meio da vontade para várias partes do corpo. Ele pode também colocar seu potencial de habilidade em movimento pleno para exibir um tipo de poder imenso.

Quando a atividade do *qi* está em estado de equilíbrio relativo entre o *yin* e o *yang*, o corpo humano está saudável. O *Huang Di Nei Jing* informa que o fogo menor (fogo fisiológico normal) produz *qi*. Se o *yin* e o *yang* no corpo humano não estão equilibrados, ou se o *qi* no corpo todo, ou então nos órgãos *zang-fu*, perdeu sua ordem normal, ocorrerão obstruções de graus diferentes. Por exemplo, a umidade, que é uma entre os seis fatores patogênicos exógenos, é caracterizada pelo *yin*; bloqueará e retardará o *qi* e dará origem a problemas, tais como lassitude, debilidade dos membros, pouco apetite e plenitude no peito. Cogitando em fortificar o corpo, alguns fazem uso pródigo de tipos de drogas de reforço do *qi* e envigorantes do *yang*, tais como chifre piloso, ginseng, astrágalo, etc., independentemente das condições físicas do usuário. Se os pacientes não têm deficiência de *yang* ou falta de *qi*, serão incapazes de agüentar a ação desses tipos de drogas, que podem induzir inversamente delírio, nervosismo, lassitude, e até mesmo sangramento da boca e nariz. O *Huang Di Nei Jing*, portanto, comenta sobre "o fogo patogênico forte que consome *jing*", isto é, a hiperfunção de *yang* que afeta a operação normal do *qi*.

A integração do *yin* e do *yang* é igualmente expressa na ascensão e no declínio, ou na abertura e no fechamento, do *qi* do corpo. Normalmente, o fluido claro ascende e o mucóide grosso desce. Se isso se torna desequilibrado, entretanto, se o *yang* claro não ascende e o *yin* mucóide não desce, ocorrerão distensão do epigástrio, confusão, desconforto geral e sintomas similares.

A linha de raciocínio de drogas chinesas considerando o *siqi* e o *wuwei*, flutuação e abertura e fechamento, vem retificar a atividade do *qi* do corpo. É, portanto, necessário considerar seriamente o problema do *qi*. Na teoria médica chinesa, o físico, o *qi* e o espírito divino estão relacionados com o *qi* como seus centros. Com pouco entendimento do *qi* e de sua atividade é impossível um entendimento profundo da essência e dos segredos da Medicina Chinesa. Em seu estudo dos fenômenos de vida e patologia, da macrodissecção para a estrutura da molécula, a Medicina Ocidental presta mais atenção aos órgãos e tecidos individuais. Entretanto, o estudo do *qi* e da atividade do *qi*, que são vitais para a vida, e do "espírito divino", que é sua expressão na forma mais alta, são um campo que a Medicina Ocidental deveria explorar mais profundamente. No presente, cientistas estrangeiros têm gradualmente se tornado conscientes de sua importância. Por exemplo, Albert Szent-Györgyi (1893-?), biofísico e bioquímico notório, declara em *Electrobiology and Cancer:*

> Nosso corpo é construído de muitas moléculas, principalmente de macromoléculas de proteína. Portanto, acredita-se naturalmente que todas as respostas biológicas devam ser respostas moleculares, fazendo vida num tipo de fenômeno molecular. O encanto da biologia repousa na ingenuidade extrema de suas diversas respostas. Por conseguinte, nunca acreditei que essas respostas fossem induzidas por aquelas moléculas desajeitadas, sem a participação por unidades menores, mais ativas e mais sensíveis, que poderiam apenas ser os elétrons que não estão localizados e possuem alta atividade de reação.

Não são essas unidades menores, mais ativas e sensíveis intimamente comparáveis ao conceito do *qi* na Medicina Chinesa?

No momento, comparativamente, progresso rápido e realizações significativos têm sido feitos integrando a Medicina Chinesa e a Ocidental no estudo de promoção de fluxo sangüíneo para eliminar a estase sangüínea, incluindo o estudo de microcirculação. Esperamos que esse estudo, especialmente aquele feito por Xiu Ruijuan, médica especialista na China, contribua para entendimento científico posterior do *qi*. É por essa razão que a Medicina Chinesa acredita que o "*qi* comanda o sangue", e que "se o *qi* circula, o sangue seguirá; se o *qi* estiver estagnado, o sangue coagulará". O *qi* e o sangue são uma unidade estreitamente relacionados. O entendimento apurado do sangue permitirá nossa compreensão de *qi*. Ao mesmo tempo, o *qi* na Medicina Chinesa desfruta de uma extensão muito mais ampla. Existem, por exemplo, diversas variedades do *qi* nos exercícios de *qigong*, no *jingluo*, nos órgãos *zang-fu*, com o *qi* construtivo, defensivo, torácico e genuíno, cada um tendo seus próprios conteúdos e funções peculiares. O conhecimento da Medicina Chinesa promoverá entendimento do fenômeno da vida.

6) Com o *jingluo*, os órgãos *zang* e *fu* formam uma relação holística. Todos os canais e colaterias no *jingluo* cruzam uns com os outros por todo o corpo: no tronco correndo longitudinalmente estão os canais, enquanto os colaterais são seguimentos filamentosos correndo horizontalmente. Constituem passagens da circulação do *qi*, do sangue e dos fluidos claro e mucóide e, desse modo, garantem a atividade do *qi* do corpo e facilitam a comunicação da parte superior com a parte inferior e entre o interior e o exterior. Como resultado, *zangxiang* forma uma relação holística de campo único com a natureza.

O sistema *jingluo* compreende doze canais, oito canais extras, quinze canais colaterais, ramificações dos doze canais, doze canais dos músculos, doze regiões cutâneas, e uma miríade sem número de ramificações pequeninas – os colaterais menores. Os doze canais ligam-se diretamente com os seis órgãos *zang*[23] (coração, fígado, baço, pulmões, rins e pericárdio) e seis órgãos *fu*. Eles estão unidos um a um na cabeça e na face, no tronco, das quatro extremidades, longitudinal e horizontalmente, no topo e abaixo, de acordo com suas naturezas *yin* e *yang* e suas localidades superficiais e internas, de tal modo constituindo as passagens principais para o *qi* e a circulação do sangue e para construir o interior e defender o exterior. As ramificações dos doze canais circulam profundamente dentro do corpo. Elas começam nos quatro membros e entram nos órgãos internos, e saem novamente na cabeça e no pescoço e circulam com os canais *yin* e *yang*. Se saindo ou entrando, separando ou unindo, cada um é sempre alternadamente o interior ou o exterior do outro. Os doze canais musculares não entram nos órgãos *zang-fu*, em vez de começar das extremidades dos quatro membros, percorrem para as articulações, a cabeça, o pescoço e a face, adentrando os músculos das várias partes do corpo humano e fortalecendo as ligações entre o interior e o exterior. Os oito canais extras incluem o canal médio das costas, que governa todos os canais *yang*, e o canal médio da frente, que se liga com todos os canais *yin*. Esses dois canais mantêm uma relação um com o outro e ligam todos os canais. Outros canais extras desempenham uma função de ligação e convergência, como um labirinto de lagos e pântanos que regulam a água dos rios e ribeiras. O corpo é dessa forma uma rede na qual todas as extremidades podem ser alcançadas e qualquer parte do corpo é acessível. *Zangxiang* apresenta um sistema estreitamente relacionado ao holístico, ligado às partes do corpo, bem como aos órgãos em particular. Por meio do *qi* dos canais, as atividades dos órgãos *zang-fu* são ligadas e reguladas com as do *jing*, sangue, *qi* construtivo e defensivo, fluidos corpóreo claro e mucóide. Um conjunto de métodos, original e efetivo, tem sido formulado nas teorias preventiva e terapêutica, bem como acupuntura, moxibustão, massagem e terapia *qigong* da Medicina Tradicional Chinesa. Esses métodos incluem administrar acupuntura em pontos relevantes e irrelevantes, na região inferior do corpo quando a enfermidade ocorre na região superior do corpo, bem como no couro cabeludo, além da aurículo-acupuntura.

A anestesia por acupuntura está começando hoje a substituir narcótico em certas operações ocidentais, avançando a aplicação de *jingluo* e acupuntura em campo novo, despertando grande interesse e entusiasmo. Quando a pesquisa em campos anatômicos, histológicos e fisiológicos depara-se com a falha, o prof. Zhang Xiangtong, famoso neurologista chinês, conduziu seu estudo do ponto de vista holístico e descobriu que a anestesia por acupuntura pode provocar o hipotálamo a secretar *nephetai*, que age sobre os nervos e induz efeito analgésico sobre um local específico. Seu estudo prova que, embora a anestesia por acupuntura seja administrada localmente, o efeito é obtido por meio da relação holística do corpo. Portanto, a pesquisa na Medicina Chinesa deveria começar com um estudo do sistema holístico.

Um resumo deste capítulo oferece os seguintes princípios-guia:

1) A teoria *zangxiang* é construída sobre a base de uma relação holística. O antagonismo e a unidade do *yin* e do *yang* e a ordem de *wuxing* são básicas para o estudo da fisiologia e patologia humanas. Essa teoria toma a inter-relação entre humanidade e natureza, o interior e o exterior dos órgãos *zang* e *fu*, e entre o corpo e a atividade mental como um grande sistema de inter-relações e interações. Já que todos os órgãos *zang* ou *fu* são um componente orgânico da relação holística, somente podem ser entendidos em termos desta relação.

2) Os órgãos *zang* e *fu* são um sistema de funções ligadas por uma relação mútua; isso difere do sistema na Medicina Ocidental. Certamente, os órgãos *zang* e *fu* são dotados com certas formas e estruturas; mas já que a teoria *zangxiang* acentua principalmente seu *qi*, presta menos atenção em formas e estruturas. Ênfase similar deveria ser dada ao estudo da Medicina Tradicional Chinesa. Devido ao ponto inicial de a Medicina Chinesa e Ocidental serem diferentes, o ângulo e o conteúdo de seus estudos necessariamente diferem bastante. Nenhuma deve argumentar que suas teorias sejam absolutas e repudiar as outras como absurdas; ambas devem, em vez disso, conduzir estudo comparativo sobre a base da metodologia teórica. Cada uma deve trazer contribuições relevantes uma para a outra e procurar acabar com o abismo entre as duas, a fim de criar uma nova ciência médica.

3) Para reconhecer a fisiologia e a patologia humana, a Medicina Tradicional Chinesa tem empregado métodos de dissecção para certa extensão, apesar de tais métodos terem se apresentado grosseiros, simples e superficiais. Na maioria dos casos, seus métodos permanecem firmes em "não abrir a caixa-preta" da cibernética. Seu reconhecimento das funções de *zang* e *fu* é obtido principalmente mediante aplicação ou produção de informação. Além disso, poderia possivelmente existir um método de auto-sensação chamado de "visão reverberativa da cena interna", a qual para uma extensão constante maior difere de métodos ocidentais modernos, tais como dissecção, análise e redução, e do método de "abertura de

caixa". Deveríamos trazer contribuições de outros para suprir as deficiências em desenvolver todos os nossos pontos fortes. Imitando indiscriminadamente os métodos da Medicina Ocidental e descartando os da Medicina Chinesa, não aprenderemos, ou avançaremos, e podemos até mesmo ser levados para o mau caminho.

4 Teoria da Diferenciação de Síndromes (Bianzhenglunzhi*)

GÊNESE

Os cientistas da medicina e da farmacologia têm elucidado como o homem evoluiu; na sociedade primitiva, práticas terapêuticas foram ligadas ao trabalho primitivo e à vida diária. Nos tempos primitivos, as pessoas viviam como selvagens, em cavernas ou no deserto, comendo pássaros e carne crua. Sob tais condições extremamente grosseiras e rudes, estavam freqüentemente expostos a doenças e feridas, mas, nessa época, não tinham conhecimento de medicina e cuidado médico. Colhendo alimento, pescando, caçando e aumentando as colheitas, gradualmente aprendiam quais as verduras e os animais eram comestíveis e saudáveis e quais eram venenosos e não-comestíveis. Também aprendiam quais coisas lhes causavam vômito ou diarréia. Em alguns casos, as pessoas doentes comiam alimentos que lhes faziam sentir-se melhor, enquanto outras poderiam ter esfregado a casca de árvore ou uma pedra em particular em seus corpos no local que doía, percebendo que a dor fosse de tal modo aliviada. Por meio da prática e da experiência acumulada, gradualmente

* **N. da R.** – *Bianzheng* = diferenciação de síndrome; *lunzhi* = teoria.

aprendiam como utilizar certas coisas para tratar seus corpos. A simples aplicação de drogas e de acupuntura de agulha de pedra, conseqüentemente, tornou-se o estágio embrionário da medicina. O *Huang Di Nei Jing* afirma:

> No leste da China, as doenças eram principalmente úlceras, para as quais a agulha de pedra era o melhor tratamento.

Em tempos antigos, em áreas onde o clima era quente e úmido, as pessoas tinham tendência a ser afetadas por úlceras, e já tinham aprendido a usar a agulha de pedra para abrir a úlcera e arrancar o pus. Shen Nong, fundador da agricultura e da medicina na lenda chinesa, testou grande quantidade de ervas na China. O *Huai Nan Zi*, um livro sobre várias ciências naturais e sociais, escrito por Liu An na dinastia Han, cita:

> Shen Nong provou o sabor de uma centena de ervas, doces ou amargas, das nascentes e das fontes, para que as pessoas soubessem de quais deveriam se proteger. Ele provava setenta tipos de veneno no máximo num único dia.

Esse cálculo revela que clãs de coleta e de agricultura cultivavam verduras como o principal meio de subsistência. Por meio da prática, chegaram a descobrir uma grande variedade de ervas e águas e aprenderam sobre casos de envenenamento.

Uma história interessante conta como as pessoas no Ocidente aprendiam a função de uma planta. O tomate, que é muito popular hoje, foi descoberto primeiro nas florestas do Peru. Vendo sua cor brilhante, as pessoas pensavam que ele fosse venenoso e era prudente não comê-lo. Foi então cultivado no jardim como planta ornamental. Essa planta foi levada para a Inglaterra por um duque inglês que viajou pela América do Sul para presentear a Rainha Elizabeth no século XVI. Foi chamada de maçã do amor na Europa e enviada aos namorados como prova de afeição. Ainda, geração após geração, ninguém se atreveu a comê-lo. Aproximadamente 200 anos mais tarde, um pintor francês, fascinado pelo esplendor do fruto, decidiu correr o risco. Depois de escrever seu testamento, comeu um tomate e tornou-se o primeiro homem a ter provado o doce e o azedo do fruto. Assim, o tomate tornou-se um prato delicioso servido à mesa de jantar. Similarmente, o ancião chinês correu o risco de "provar setenta venenos em um único dia", e foi bem-sucedido em adquirir conhecimento de uma ampla variedade de ervas, tanto quanto sobre os 369 tipos de drogas de ervas que foram incluídos em lista no *Shen Nong Ben Cao* (*Shen Nong's Herbal*), primeiro do gênero na China, que reflete a devoção da população chinesa à ciência.

A humanidade tem adquirido cada vez mais experiência por meio da prática social. O conhecimento das doenças em diferentes locais do corpo tem aumentado gradualmente, e experiências que levaram a heteropatias simples têm-se acumulado. Inscrições sobre ossos e cascos de tartarugas desenterrados das ruínas da dinastia Shang (séculos XVI-XI a.C.) registram termos para dor de cabeça, otopatia, doenças do olho e nariz, odontopatia – todos refletindo conhecimento sobre doenças.

Seguindo o desenvolvimento da agricultura, durante o período de economia baseada na caça e na criação de animais, o povo adquiriu mais informação sobre o formato e a estrutura interna dos animais. Mortes e feridas causadas por conflitos entre tribos de clãs, bem como pela matança cruel de cativos, também forneceram oportunidade adicional para adquirir discernimento de músculos e ossos, formato dos órgãos *zang* e *fu*, bem como métodos terapêuticos simples para curar doenças. Desse modo, a humanidade acumulou, através de longos anos de estudo e prática, conhecimento da estrutura e funções do corpo humano, e também das doenças, cuidado médico e da medicina.

O desenvolvimento da experiência médica difundido e o conhecimento para uma teoria médica guiada por certa doutrina são um grande salto. Esse "salto" na China começou na Era Pré-Qin, quando a sociedade chinesa progrediu rapidamente, seguindo o uso muito difundido do ferro. O desenvolvimento da cultura e do pensamento alcançou um clímax ao mesmo tempo. Na fisiologia, o materialismo ingênuo e a dialética – as teorias do *yin* e do *yang*, e do *wuxing* – foram introduzidos. Quando isso foi integrado com o que tinha sido aprendido sobre a fisiologia dos órgãos *zang* e *fu*, com as doenças e seus tratamentos, um sistema acadêmico baseado nas teorias do *yin* e do *yang*, do *zangxiang* e do *Bianzhenglunzhi* gradualmente foi formado. Essas teorias foram constantemente reelaboradas e revisadas conforme o tempo passava. Sob suas direções, a Medicina Chinesa e a farmacologia gradualmente passaram da heteropatia de medicina experimental para o tratamento guiado por teoria.

O *Huang Di Nei Jing* é o clássico médico mais antigo na China atual. Sua compilação provavelmente começou durante o Período da Primavera e do Outono (770-476 a.C.) e o Período dos Estados Combatentes e foi completado durante as dinastias Qin e Han. Foi a cristalização da sabedoria coletiva dos profissionais médicos e filósofos nesse tempo. O *Huang Di Nei Jing* explorou compreensivamente as teorias do *yin* e do *yang* e os órgãos *zang* e *fu*. Forneceu, entretanto, apenas uma forma embrionária do *bianzhenglunzhi*. E foi sistematicamente completado por Zhang Zhongjing em seu trabalho *Shang Han Za Bing Lun* (Tratado das Doenças Febris e Misturadas), nos últimos anos da dinastia Han Ocidental (25-220). Ele mencionou no prefácio do *Shang Han Lun*:

> Eu fui afligido na perda de meus entes queridos no passado e magoado pelo fracasso de evitar mortes não naturais e prematuras. Portanto, eu tinha estado sinceramente em busca de ensinamentos antigos e de investigações amplas para prescrições populares para todas as direções. Fazendo uso dos nove volumes do *Huang Di Nei Jing* e do *Nan Jing*, compilei o *Shang Han Za Bing Lun*, perfazendo um total de 16 volumes. Embora o livro possa falhar em curar todas as doenças, ajudará a localizar suas origens. Se o que tenho coletado for consultado, então, mais da metade dos problemas poderia ser resolvida.

Nesse comentário, Zhang esclarece que sua idéia do *bianzhenglunzhi* veio das práticas muito difundidas do povo e da orientação do *Huang Di Nei Jing* e do *Nan Jing*. Seu trabalho também lida com as relações entre várias teorias de medicina tradicional e o desenvolvimento dessas teorias – da prática para a teoria e para a prática novamente.

BIANZHENG E TRATAMENTO

Algumas pessoas consideram "síndromes" as séries de sinais e sintomas que denunciam as doenças. Este ponto de vista, entretanto, não é nem conclusivo nem correto. Certamente, *Bianzheng* (a diferenciação de síndromes) na Medicina Chinesa começa de uma série de sintomas e sinais. Estes apenas refletem a existência de uma enfermidade, entretanto, não revelam sua causa. Nenhum médico chinês pode realmente curar doenças se não souber suas causas e falhas para dominar suas regularidades. A Medicina Chinesa sempre se opôs ao tratamento da cabeça ou do pé quando doem: a heteropatia rígida – administrar tratamento apenas de acordo com fenômenos superficiais – é o artifício frívolo de um charlatão. Para ter um entendimento abrangente dos sintomas do paciente, a diferenciação deve começar com os quatro métodos de diagnóstico: observação, auscultação e olfação, interrogatório e tomada de pulso.

Entretanto, isto é apenas o estágio perceptivo. Baseado nessa informação, o médico deve ser guiado pela teoria e pelo método para descobrir as causas e as localizações da enfermidade, compreender sua natureza e determinar seu desenvolvimento. Apenas, então, é possível entender a fonte e a substância da doença. Portanto, os métodos de diagnóstico usados pela Medicina Chinesa incluem as seguintes características das doenças: sintomas e sinais, causas – *liuyin* (seis fatores patogênicos externos): vento, frio, calor de verão, umidade, secura e calor; *qiqing* (sete emoções): alegria, cólera, ansiedade, preocupação, pesar, apreensão e medo; e a retenção de fatores patogênicos externos –, local da doença (externo ou interno, em qual órgão), natureza das afecções (frio, calor, deficiente, excessivo, *yin*, *yang*) e tendência evolucionária e prognóstico das doenças. Somente após o médico ter avançado das percepções iniciais para o conhecimento da doença, será capaz de decidir os princípios de tratamento, elaborar prescrições corretas e administrar medicamentos. O diagrama a seguir resume a relação entre sintomas e sinais e síndromes diferenciadas.

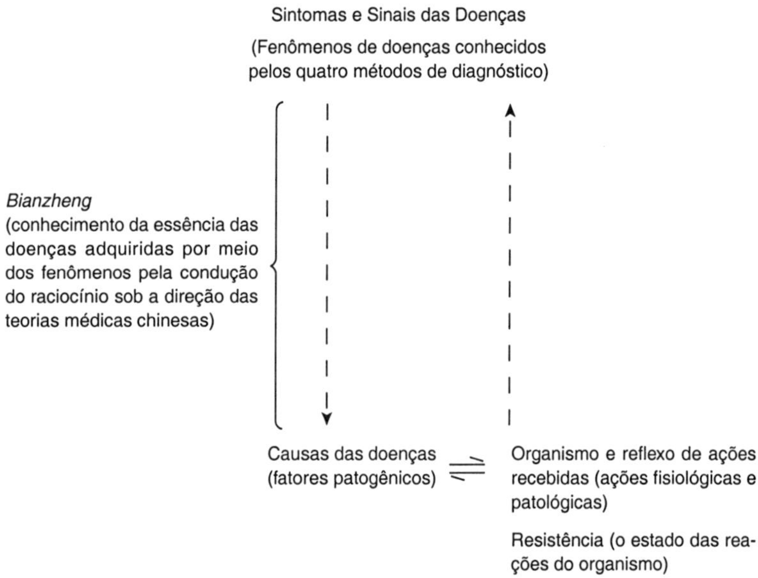

Os fatores patogênicos, originados fora ou dentro do corpo, agem sobre os organismos e provocam-lhes reações divergentes quando eles são diferentes. Todavia, existe alguma diferença nas reações quando os fatores patogênicos são os mesmos. A razão é que as pessoas são completamente diferentes umas das outras em constituição e ambiente. Mas estão sempre refletidas em um organismo na forma de vários sintomas e sinais, entre quais os médicos podem encontrar a relação entre os fatores patogênicos e o organismo e aprender sobre a essência da doença. Portanto, "indicações diferenciadas" são primeiro tomadas como a essência de uma doença, a fim de compreender a reação do organismo. Esse método é completamente diferente do usado na Medicina Ocidental, na qual a essência de uma doença é principalmente conhecida por seus fatores patogênicos e focos.

Tanto a diferenciação chinesa de síndrome quanto a ocidental de "doença" exigem que o médico aprenda sobre a essência de uma doença de seus sintomas e sinais; nesse ponto, as duas são idênticas. A diferença é que a Medicina Chinesa usa teorias e métodos tradicionais para distinguir um sintoma do outro e formar um conceito de síndrome. (Certamente, existe um conceito de "doença" na Medicina Chinesa, também.) A Medicina Ocidental, entretanto, usa sua teoria e métodos para distinguir uma doença da outra e possui um conceito próprio de "doença". A doença é a mesma em ambas – ciência médica chinesa e ocidental. Como seus métodos são diferentes, dois conceitos – "síndrome" e "doença" – são formados, e dois tipos de tratamento preparados; um com base na análise de síndrome e outro na doença. Hoje, a integração desses dois métodos já tem ajudado na cura de doenças e encurtado o curso de tratamento. Deve-se sempre lembrar, entretanto, que ambos são construídos em dois sistemas teóricos inteiramente diferentes; integração é apenas uma ponte na estrada para o progresso. Para alcançar nosso destino, a relação interna entre diferenciar a síndrome e a doença deve ser esclarecida para a criação de uma teoria unificada.

As teorias *bianzheng* sustentam que as doenças são causadas pela ação de fatores patogênicos sobre o organismo e a reação do último; e enfatiza sua reação interna de um organismo. O *bianzheng* inclui a diferenciação de fatores patológicos de acordo com as oito síndromes principais, mudanças patológicas nos órgãos *zang-fu*, e o *liujing*, bem como *wei*, *qi*, *ying* e *xue* e triplo aquecedor. O princípio básico é descobrir como o corpo está reagindo aos fatores patológicos. A seguir está uma descrição desses métodos:

1) A diferenciação dos fatores patológicos de acordo com as oito síndromes principais é o método mais básico. Ele observa os sintomas e sinais do paciente por meio dos quatro métodos de diagnóstico; e de acordo com a força ou fraqueza da constituição, analisa e sintetiza os sintomas, a natureza da afecção, a profundidade do foco das doenças e a reação do organismo. Com isso generaliza a doença em *yin* ou *yang*, exterior ou interior, de frio ou de calor, e afecções por deficiências ou excessivas a fim de diferenciar as síndromes. Das oito síndromes, afecções exterior, excessiva e quente são *yang*; afecções interior, por deficiência e de frio são *yin*. Portanto, *yin* e *yang* estão no controle das outras síndromes, e seus equilíbrios determinam as reações do organismo contra as doenças.

Porque o organismo constantemente se move e se transforma, seu exterior e interior, frio e calor, deficiente e excessivo, e *yin* e *yang* também mudam. Os problemas externos podem desenvolver-se internamente, enquanto as afecções interiores podem encontrar uma saída para o exterior. Uma afecção fria, se encerrada por muito tempo, pode converter-se em calor; uma afecção de calor pode tornar-se afecção de frio quando o *qi* for exaustivo. Uma afecção de deficiência pode tornar-se excessiva devido à estase causada por circulação e dissolução pobres originadas por um declínio funcional. Uma afecção excessiva pode tornar-se deficiente quando o *qi* genuíno for prejudicado e perdido. Quando o *yin* for danificado, o efeito pode estender-se ao *yang*; quando o *yang* for danificado, o efeito pode estender-se ao *yin*. Em todos os casos, a mudança é determinada pela reação do organismo durante o desenvolvimento da doença. Os profissionais antigos resumiam as regularidades dessas mudanças. Por exemplo, uma entrada de afecção exterior no interior piora a doença, mas quando uma afecção interna se exterioriza, a doença desaparece. A mudança de uma afecção de frio para uma de calor significa uma melhora, a de uma afecção de calor para uma de frio, uma piora. A deficiência e o excesso são fáceis de aparecer. Em geral, é favorável uma afecção *yin* transformar-se em *yang* e desfavorável uma *yang* voltar para *yin*.

2) *Bianzheng* de acordo com as mudanças patológicas dos órgãos *zang-fu* é baseado em observações obtidas dos quatro métodos de diagnóstico. A Medicina Chinesa afirma que a maioria das doenças é causada por rupturas do equilíbrio do *yin* e do *yang* e das funções dos órgãos *zang-fu*. Devido às diferentes funções e posições seqüenciais, as reações patológicas de diferentes órgãos *zang-fu* também diferirão. Portanto, qual órgão *zang* ou *fu* atacado pode ser diagnosticado das reações compostas reveladas por sintomas e sinais. Por exemplo, desde que o pulmão esteja encarregado do alento e fica ofegante e da respiração, ele dissipa *qi* defensivo. Quando o paciente contrai um resfriado, tosse, fica ofegante e treme. Uma análise composta, comparação e diferenciação, mostrará que esses sintomas são um reflexo patológico do sistema defensivo do pulmão,

que foi invadido pelo vento e pelo frio e cujo *yang* defensivo ficou restringido. É, então, verificado como sintoma complexo da invasão pulmonar pelo vento e pelo frio. Se o paciente tosse, transpira ou está febril, sedento e tem língua amarela e pulso rápido, a estase prolongada motivada pelo frio patogênico é mantida por muito tempo e transforma-se em calor; o sintoma complexo transformou-se em pulmão danificado pelo calor patogênico. Em um outro exemplo, síndromes diferenciadas em doenças cardíacas, que são comumente vistas, incluem palpitação e atividade funcional lenta causadas por um coração fraco ou *yang* deficiente; inquietação e sono pobres ocasionados por sangue cardíaco deficiente; afta, vermelhidão e tendência à cólera devido ao fogo cardíaco forte e excessivo; língua escura, distensão torácica e dor cardíaca gerada por estase sangüínea cardíaca; e confusão mental causada por movimento cardíaco enfraquecido e mania originada por flegma-fogo perturbando o coração. Essas indicações focalizam as reações provocadas por distúrbio de equilíbrio do *yin-yang* e das funções dos órgãos *zang-fu* relevantes.

3) O *bianzheng* no *liujing*, canais e colaterais, mencionado no *Shang Han Lun*, é sobretudo uma classificação de síndromes diferenciadas de reações e suas mudanças de um canal para outro após a invasão do organismo por fatores patogênicos externos. Os padrões típicos de síndromes no *liujing* e suas principais síndromes são como segue: Pulso fraco, dor forte no topo da cabeça e aversão ao frio são indicações do *Taiyang*. Febre, transpiração espontânea, aversão ao calor em vez do frio e constipação são síndromes do *Yangming*. Boca amarga, faringe e laringe secas, olhos vidrados, febre intermitente e calafrios, distensão torácica, anorexia, nervosismo e a tendência para vomitar são síndromes de *Shaoyang*. Estômago cheio e regurgitação, falta de apetite, diarréia, dores de estômago ocasionais e constipação são síndromes do *Taiyin*. Pulso tênue e entorpecimento são síndromes do *Shaoyin*. Calor nos órgãos superiores e frio nos órgãos inferiores, coexistência de frio e calor e prevalência alternada de *yin* e *yang* são síndromes de *Jueyin*. Em todas essas síndromes, a reação do organismo é o critério de classificação.

Embora o *bianzheng* no *liujing* seja um modo de diferenciar indicações externas, sua teoria básica ainda deriva das reações induzidas pela interação entre os fatores patológicos e pelo organismo. Portanto, doenças internas com os sintomas descritos anteriormente podem ser tratadas do mesmo modo pelos métodos, prescrições e medicamentos no *Shang Han Lun*. O mesmo princípio é sustentado para a terapia aplicada de síndromes diferenciadas de *wei*, *qi*, *ying* e *xue*, bem como para aquelas no triplo aquecedor.

4) A diferenciação de indicações de *wei*, *qi*, *ying* e *xue* representa os quatro estágios no desenvolvimento das doenças febris agudas. A invasão do fator patogênico começa com a superfície do sistema *wei*, quando o foco patológico está no pulmão, na pele e na língua. Os principais sintomas são intolerância leve ao vento e ao frio, febre, sede intolerável, garganta desconfortável e pulso flutuante. O fator patogênico, então, introduz o sistema de *qi* focalizando o pulmão ou o tórax, o estômago e os intestinos, ou o fígado e a vesícula biliar. Os principais sintomas são tolerância ao frio, mas aversão ao calor, sede, pulso amplo e excessivo. A doença então estabelece a terceira fase ou nutritiva, quando o foco é o coração e o pericárdio, e os principais sintomas são hemorragia, perda parcial de consciência e língua vermelha. Finalmente, introduz-se no sistema *xue*, no fígado e nos rins, mostrando um fluxo sangüíneo arbitrário forçado pelo calor. Já que o fígado não segura o sangue, ele é forçado a sangrar, e quando o calor patogênico exaure o sangue, os músculos não são nutridos. Isso é capaz de induzir vento hepático e músculos e tendões rígidos, dando vazão a convulsões e tiques. A língua também torna-se avermelhada. Estas são as síndromes da fase sangüínea.

O desenvolvimento de uma doença nos quatro sistemas é muito semelhante àquele de uma doença infecciosa aguda. Quando os agentes infecciosos invadem o corpo, este reagirá antes por toda sua extensão. Os sintomas de febre, aversão ao frio, e alguns sintomas no trato respiratório superior aparecem, e o sistema *wei* está doente. Quando os agentes se reproduzem posteriormente, se difundem e agravam o corpo com suas toxicidades, o organismo mobiliza uma força resistente maior para combatê-los. As reações mais fortes, como calor extremo e sede, transpiração profusa, asma, pulso longo e outros sintomas, manifestam-se. São similares às síndromes do sistema *qi*. Se uma resistência mais forte fracassar para livrar-se dos fatores patogênicos, a doença entra então nos sistemas *ying* e *xue* com o aparecimento de uma série de sintomas de presença de toxina, como septicemia ou vírus bacteriano, interferindo no sistema nervoso.

Existem certas regras terapêuticas sobre mudanças nos quatro estágios de uma doença. Ye Tianshi (1667-1746), especialista em doenças febris, destacou que a diaforese pode ser usada quando o fator patogênico penetra no sistema *wei*, e apenas quando ela atinge o sistema *qi* pode ser usado o método febrífugo, também adotado quando o sistema *ying* se torna infectado. O sangue torna-se exaurido e irritado, e existe muita necessidade para resfriar e dispersar o sangue quando a doença invade o sistema *xue*. É óbvio que a classificação de padrões de síndromes e princípios terapêuticos seja considerada principalmente do ponto de vista da reação do organismo.

5) *Bianzheng* no triplo aquecedor é classificado de acordo com o conceito de triplo aquecedor do *Huang Di Nei Jing* e baseado nos três estágios de doença febril aguda, sendo, portanto, usado no tratamento da doença causada por umidade e por calor. A umidade é um fator patogênico *yin* sujeito a danificar o fluido *yin*, desse modo a doença causada por umidade e por calor geralmente existe porque há algo entre os sistemas *wei* e *ying*. Já que seu calor coexiste com a umidade, é difícil distinguir o frio do calor, por um lado, e determinar se está no sistema *wei* ou no *qi*. A umidade é pesada e turva e tende a descer. A Medicina Chinesa afirma que o triplo aquecedor funciona como uma passagem da atividade do *qi* e da água. Portanto, em seu trabalho *Wen Bing Tiao Bian* (*Detailed Analysis of Epidemic Febrile Diseases*), Wu Tang (1758-1836) adotou a classificação de triplo aquecedor. As síndromes do triplo aquecedor superior incluem patogênese de febre moderada que ataca a parte superior e primeiro invade o pulmão e depois move-se para o pericárdio. O pulmão está encarregado do *qi* e pertence ao sistema *wei*; o coração está encarregado do sangue e pertence ao sis-

tema *ying*. Os principais sintomas de invasão pulmonar por patogênese de febre moderada são febre com intolerância leve ao frio, dor de cabeça, transpiração espontânea, sede leve e pulso externo rápido. Os de invasão pericardial incluem febre alta (especialmente à noite), perda de consciência, delírio, nervosismo e insônia, sede, mas sem vontade de beber, e língua roxa avermelhada.

As síndromes do aquecedor médio afetam os três canais do baço, do estômago e do intestino grosso. Quando um fator patogênico se introduz no aquecedor médio e o desseca, os principais sintomas são febre, aversão anormal ao calor, mas não ao frio, febre alta nas tardes com face corada e olhos vermelhos, voz fraca e respiração pesada, constipação, urina adstringente, língua amarelada e síndromes de calor excessivo no estômago e nos intestinos. Se a doença se introduz no aquecedor médio e causa umidade, então o calor corpóreo não dissipará e existirá distensão no peito, náusea e tendência a vomitar, corpo pesado e membros cansados, língua lustrosa e pulso rápido e sintomas, como indissolubilidade do baço.

As síndromes do aquecedor inferior são patogênese de febre moderada prolongada, que exaure e fere o *yin* hepático e o renal. Os principais sintomas são corpo quente e face vermelha, palmas das mãos e solas dos pés quentes, boca seca com sede, lábios secos, lassitude, ansiedade e insônia. Se um vento deficiente se mover internamente, as mãos e os pés apresentam câimbra ou espasmos, os membros adormecem e o coração treme. Obviamente, a diferenciação da síndrome no triplo aquecedor começa da ação exercida por fatores patogênicos de calor-umidade ou moderado, e da reação do organismo àquele estímulo.

Os vários métodos de *bianzheng* observam a substância e a regularidade das doenças de diferentes pontos de vista e são usados para guiar a prática clínica. No passado, de fato, existiram controvérsias entre a escola de prescrições clássicas e a escola de doenças febris agudas. É irrepreensível que cada uma expresse sua própria visão e argumente com as outras, ocasionando resistência de outras para assim suprir sua própria deficiência. Se alguma sustenta apenas sua própria visão e repudia qualquer coisa estranha, recusando a aprender com as outras, suas ações são incompatíveis com o princípio fundamental de medicina tradicional.

Na diferenciação das doenças, a Medicina Ocidental também dedica atenção à reação do organismo, porque os sinais e sintomas ajudam-lhes a ter algum entendimento das doenças. Entretanto, ainda que existam classificações morfológicas e classificações funcionais das doenças na Medicina Ocidental, sua principal direção é para a classificação a partir das causas das doenças. Procura reconhecer a natureza e as regularidades das doenças e de suas causas. Portanto, a Medicina Ocidental adota o tratamento contra a causa; outros tipos de tratamentos, como tratamento suporte e heteropatia, são usados apenas como recursos auxiliares. Por exemplo, a Medicina Ocidental afirma que a tuberculose pulmonar é induzida pela invasão dos pulmões pelo bacilo da tuberculose e, conseqüentemente, administra drogas antituberculosas para aniquilar o bacilo. Embora os pacientes A, B, C e D sejam seres humanos diferentes, as causas de suas doenças são as mesmas, a despeito das distintas expressões de seus sintomas. Os principais métodos terapêuticos adotados pela Medicina Ocidental são os mesmos, também; como um resultado, a Medicina Ocidental não tem necessidade de diferenciar os sintomas.

O método chinês, entretanto, focaliza sobre a reação do organismo, não sobre os fatores patogênicos causadores da doença; desse modo, raramente usa as mesmas prescrições para lidar com bacilos da tuberculose. Os pacientes A, B, C e D são diferentes uns dos outros em constituição, e seus ambientes e outras condições não são as mesmas; sendo assim, dificilmente podem realizar reações idênticas aos bacilos e apresentar os mesmos sintomas. Alguns podem apresentar tosse com pouco flegma, febre baixa nas tardes, calor no peito, palmas das mãos e solas dos pés, boca seca, bochechas vermelhas, nervosismo e insônia, transpiração noturna, pulso apertado e rápido. Tais síndromes são atribuídas à deficiência de *yin* no pulmão e no rim na Medicina Chinesa. Outros tuberculosos podem apresentar tosse com muito flegma, pouca força, perda de apetite, voz fraca, face pálida e pulso anormal, devido à deficiência de *yang* no pulmão e no rim. Levando isso em conta, o médico preparará prescrições diferentes para os dois tipos de pacientes, dando medicamento para o *yin* e o *qi* para o primeiro, mas medicamento para suportar o *yang* no baço e pulmão para o último. No tratamento de tuberculose, um médico chinês geralmente usa drogas como *Radix Stemonae* e *Spica Prunellae* para combater os bacilos da tuberculose. Seu propósito é regular a relação entre o *yin* e o *yang* no organismo, a fim de ajudálo a recobrar o equilíbrio e lutar contra a doença. Comparando esses dois exemplos, podemos verificar que a invasão dos pulmões pelos bacilos da tuberculose é a causa de morte mais comum entre tuberculosos, mas outros fatores, como constituição e ambiente também deveriam ser levados em consideração. Isso tem sido realizado por alguns médicos de Medicina Ocidental. Na opinião deles, a etiologia tem suas próprias limitações devido a constituição, ambiente e psicologia e sociedade, e outros fatores são freqüentemente negligenciados no tratamento de doenças, especialmente de doenças cardiovasculares, câncer e psicose. Para mudar essa situação, muitos médicos especialistas ocidentais estão começando a dispensar atenção para as teorias sobre doenças e constituições e para o estudo de reações do corpo a vários estímulos e padrões dessas reações.

Tudo isso mostra que ambos – "doença" e "homem" – deveriam ser considerados no tratamento de doenças. Sun Simiao (581-682), em seu *Qian Jin Yao Fang* (*Prescriptions Worth a Thousand Gold*) menciona:

> Um bom médico geralmente importa-se com a prevenção de doenças em vasto território, e um médico medíocre tenta aprender sobre as condições gerais de um paciente, enquanto em tratamento médico, mas um médico pobre trata apenas a doença por si mesma negligenciando outras condições.

Se a atenção estiver focalizada meramente no tratamento da "doença", enquanto esquece o "homem", poderia freqüentemente acontecer de, embora a causa seja eliminada, o homem ainda permanecer em estado não muito harmonioso de exaustão ou desconforto. Poderia até mesmo ocorrer de, enquanto a enfermidade em questão tenha permanecido sob controle, certas doenças novas poderiam ser introduzidas. Por outro lado, se atenção é focalizada meramente no tratamento do organismo do "homem", enquanto se negligencia a causa da doença, em geral pode acontecer de os sintomas do paciente terem melhorado, mas a causa não tenha sido completamente eliminada, e o distúrbio ainda esteja oculto. Portanto, o propósito de nossa nova ciência médica é aprender sobre a universalidade e a particularidade de uma doença, e tentar curar tanto a doença quanto o homem.

Um ponto adicional deveria ser claro. Em se tratando de doenças infecciosas, a Medicina Chinesa começa com a reação do organismo para reajustar o equilíbrio entre o *yin* e o *yang* e a ordem dos órgãos do corpo. A questão então surge: é possível matar microrganismos e livrar-se da doença completamente? Podemos dizer que a Medicina Chinesa apenas cura os "sintomas", mas não a "doença"? Para responder a essa questão, devemos primeiro rever o princípio médico chinês de tratamento. As asserções seguintes do *Huang Di Nei Jing* são muito significativas:

> Para onde os fatores patogênicos convergem, o *qi* genuíno está certamente deficiente, Se o *qi* genuíno existe dentro, os fatores patogênicos exógenos não invadirão. Se o interior e o exterior do corpo estiverem em concordância, os fatores patogênicos não podem fazer mal.

Isto é, quando os microrganismos patogênicos causam doenças devido à deficiência e à fraqueza do corpo e à sua baixa resistência, é possível para os fatores patogênicos promoverem a privação do organismo de seu equilíbrio e ordem, conseqüentemente dando origem a doenças. Os fatos têm provado que existem numerosos microrganismos patogênicos sobre a pele, na cavidade oral, nos intestinos e em todos os locais no corpo humano normal. A microbiologia revela-nos que existem 10^{13} células no corpo de um adulto. Já que o homem vive em ambiente natural, sua superfície e cavidades corpóreas contêm alguns 10^{14} microrganismos, muitos deles patogênicos. A prática da vida tem demonstrado que esses microrganismos não causarão doenças quando o organismo estiver saudável. Apenas quando a resistência diminuiu – devido a fatiga em excesso, nutrição pobre, ambiente natural desprezível – e o equilíbrio relativo e a ordem sofrem prejuízo, podem surgir doenças. O adoecimento é, portanto, o processo de combate entre *qi* genuíno e fatores patogênicos. Por um lado, tais fatores podem agravar ainda mais a desarmonia entre o *yin* e o *yang* e acelerar o desenvolvimento da doença; por outro lado, um organismo tenta combater os fatores patogênicos. Durante a invasão, ele tenta restaurar o equilíbrio relativo entre o *yin* e o *yang* e a ordem do corpo, a fim de restaurar sua resistência e combater os fatores patogênicos. Muitas doenças são curadas sem a ajuda de drogas porque o organismo mobilizou sua resistência e segue combatendo-as. Até mesmo Louis Pasteur (1822-1895), cientista francês que devotou sua vida ao estudo de microrganismos, disse antes de sua morte:

> Afinal, um microrganismo não é nada, já que tudo é um organismo.

O fator fundamental que determina a saúde ou a enfermidade é interno – *qi* genuíno – e não externo – fatores patogênicos. Em dois milhões de anos desde a aparição da humanidade no planeta, mais de 99% do tempo foi gasto com o não-conhecimento da medicina. Em passado remoto, a humanidade constantemente sofria de ataques por microrganismos patogênicos, que existiam muito tempo antes do advento da humanidade. O sobrevivente humano certamente não depende apenas de drogas, mas também de resistência orgânica. Já que o desenvolvimento de uma doença é um combate entre resistência corpórea e fatores patogênicos, existem dois métodos disponíveis na Medicina Chinesa. Um é intensificar a resistência corpórea contra fatores patogênicos, e o outro é dispersar os fatores patogênicos para livrar-se da doença.

A Medicina Tradicional Chinesa sustenta que o tratamento médico deveria ser adotado depois de se fazer uma análise completa da doença e compreender a parte principal dela. Ao lidar com certas doenças infecciosas, a Medicina Chinesa freqüentemente baseia seu próprio princípio de tratamento na reação do organismo a microrganismos infecciosos; ao oferecer tratamento, as prescrições algumas vezes contêm ervas que resistem aos fatores patogênicos. Existem também casos, entretanto, em que nenhuma droga contendo microrganismos antipatogênicos é usada e ainda resultados similares são obtidos. Isso é porque o equilíbrio entre o *yin* e o *yang* e a ordem do corpo são regulados, a resistência mobilizada e os fatores patogênicos suprimidos e eliminados.

A prática médica presente também sustenta que a estabilidade interna de um organismo é um pré-requisito para mantê-lo ajustado. Quando os fatores patogênicos perturbam essa estabilidade, a doença não atacará se o organismo for forte o suficiente para reajustar as funções afetadas em tempo, e se ele puder eliminar rapidamente os fatores patogênicos, retificar as mudanças normais e restaurar a estabilidade. Se atacam, a convalescência logo será iniciada. Portanto, quanto mais estável o corpo, menos exposto ele está à perturbação por fatores patogênicos. Isso significa quase o mesmo que é dito no *Huang Di Nei Jing*. "Se o *qi* genuíno existe dentro, os fatores patogênicos exógenos serão desviados." Ao contrário, se o organismo estiver fraco, a estabilidade será facilmente destruída por fatores externos; o organismo pode ser duramente reparado após ele ser destruído, e a doença estabelecer-se. Isso tem quase o mesmo significado que a sentença "onde os fatores patogênicos convergem, o *qi* genuíno é deficiente."

Existem dois meios para aumentar a estabilidade do organismo. Um é fortalecer as funções e os sistemas dos órgãos importantes, eliminar os fatores patogênicos e reajustar os sistemas se necessário. O outro é inibir a reação do organismo à irritação patogênica, a fim de mitigar a extensão da destruição. Se os fatores patogênicos já danificaram o organismo ao ponto que seria difícil restaurá-lo caso não fossem eliminados, então medidas deveriam ser tomadas para dispersar a doença. Isso concorda com a teoria da Medicina Chinesa de fortalecer o *qi* genuíno e eliminar fatores patogênicos.

Grande progresso tem sido feito no desenvolvimento da imunologia nos últimos anos. A imunocompetência corpórea é tripla: defesa, auto-estabilidade e vigilância. Se essas três funções estiverem normais, o corpo permanece equilibrado, resiste à infecção, elimina substâncias nocivas e inibe alterações nas células. Se a imunocompetência estiver especialmente alta ou baixa, é provável que o organismo forme um estado desequilibrado, que está, por sua vez, sujeito a induzir alergias, doenças auto-imunes e neoplasma. Embora a imunocompetência possa ser classificada nessas três fases, suas funções e princípios são basicamente idênticos: são respostas às interações entre o organismo e as macromoléculas "xenogênicas" – as substâncias antigênicas, como as bactérias e suas toxinas que entram no corpo. Essas respostas produzem anticorpos e fatores imunes relacionados que mantêm a estabilidade. Recentemente, tem havido muitos relatos sobre o uso de drogas que não possuem função anti-séptica, mas são muito terapêuticas na cura de doenças bacterianas. Isso acontece porque esses tipos de drogas mobilizam a imunocompetência corpórea e, conseqüentemente, resistem à infecção. A observação clínica descobre que o índice fagocitário dos macrófagos dos pacientes com bronquite crônica e câncer cervical aumenta visivelmente após estes terem sido tratados por suporte do *qi* genuíno e nutrindo o corpo. Certos pacientes com câncer apresentando taxas baixas de conversão de protolinfócitos, após tomar os tipos de drogas que nutrem o *yin* e tonificam o *qi* genuíno por dois meses, têm os níveis de imunidade elevados. Outros com níveis baixos de imunidade também possuem a imunidade aumentada após tratamento com diferentes prescrições que ajudam a suportar o *qi* genuíno. Fortalecer a imunocompetência é fortalecer a resistência. Por essa razão, a Medicina Chinesa freqüentemente adota um método de reforço para tratar a inflamação crônica e as doenças retrógradas.

A prática tem provado que a acupuntura e a moxibustão podem curar doenças infecciosas, como disenteria bacilar, malária, hepatite, leptospirose, febre hemorrágica epidêmica e tuberculose pulmonar. O tratamento consiste principalmente em tonificar e purgar, que harmoniza o *qi* genuíno e o sangue, reajusta o *yin* e o *yang* e promove resistência contra doenças. O Hospital Nº 202 do Exército da Região de Shenyang administrou acupuntura para 1.383 casos de disenteria bacilar aguda e a hospitalização média de 5,4 dias. Os pontos de acupuntura *tianshu* (Estômago 25 – E-25 – 2 *cun* lateral à cicatriz umbilical), *hegu* (Intestino Grosso 4 – IG-4 – metade do 2º metacarpo entre o 1º e 2º ossos metacárpicos), *zusanli* (Estômago 36 – E-36 – 1 *cun* lateral à margem anterior da tíbia, entre o músculo tibial anterior e extensor comum dos dedos) e outros foram tratados por agulhas. Um total de 1.264 casos (91,4% dos pacientes) que foram curados. Isso também está relacionado ao fortalecimento da imunocompetência do corpo.

De acordo com a publicação de Nº 12.1974 do *The Journal of Medicine in Shanxi*, os tipos de drogas para circulação sangüínea por promoção da estase do sangue possui ação reguladora de dois meios sobre o sistema imune, que diminui a formação de anticorpos (portanto, prevenindo a recorrência da hemólise neonatal do tipo ABO), e também eleva a imunocompetência para certo grau. Outras descobertas de experiências foram desempenhadas por muitas unidades médicas: drogas tonificantes do *yang*, como *Cortex Cinnamomi*, *Rhizoma Curculiginis*, *Semen Cuscutae*, *Herba Cynomorii* e *Rhizoma Polygonati*, podem promover a formação rápida de anticorpos; aquelas para tonificação do *qi*, como *Radix Astragali*, *Radix Codonopsis Pilosulae* e *Ganoderma Lucidum*, possuem efeito similar ou até mesmo maior que o da vacina BCG em promover a absorção das proteínas plasmáticas do sistema reticuloendotelial em cobaias; e aquelas para a nutrição do *yin*, como *Carapax Trionycis*, *Radix Scrophulariae*, *Radix Asparagi*, *Radix Ophiopogonis* e *Radix Glehniae* prolongam a existência de anticorpos.

Como se vê, problemas mundiais podem ser freqüentemente resolvidos de modos muito diferentes. Bolor em um quarto úmido pode ser eliminado por droga antimicótica borrifada, e o problema também pode ser resolvido abrindo-se as janelas e as portas para entrar a luz do sol e ventilar o quarto, ou mudando-se de um quarto úmido para um seco. O crescimento e a propagação de micróbios estão relacionados às condições ambientais, e a mudança no último promove mudanças nestes. Já que os micróbios patogênicos vivem dentro do corpo, o ajustamento e a mudança das condições do organismo, para mudar o ambiente interno e o externo de micróbios, naturalmente produzirão efeitos sobre os micróbios patogênicos. Portanto, é compreensível que a completa recuperação de doenças infecciosas produzidas pelos micróbios patogênicos seja possível.

A aplicação de drogas específicas contra germes específicos não é efetiva quando as funções de um organismo estiverem fracas ou desequilibradas por causa de uma enfermidade prolongada. Freqüentemente a condição não pode estar sob controle durante muito tempo. Isso acontece porque a relação entre o organismo e as drogas dá-se apenas por causas externas ou condições; enquanto o organismo é a causa interna ou a base fundamental, as causas externas são operantes apenas por meio da ação de causas externas. No momento em que a função do organismo já tenha se tornado muito fraca, as drogas, sendo as causas exógenas, terão dificuldade em tornar-se operante. Nesse ponto, a aplicação do método médico chinês de *bianzhenglunzhi* fixará sua atenção nas causas endógenas, no ajuste do equilíbrio do *yin* e do *yang*, e restaurando a ordem dos órgãos *zang-fu*, e terá freqüentemente efeito curativo bom.

Em resumo, o *bianzhenglunzhi* afirma:

> Para onde os fatores patogênicos convergem, o *qi* genuíno é certamente insubstancial.

Porque o organismo está instável e agravado por fatores patogênicos, o equilíbrio relativo entre o *yin* e o *yang* e a ordem dos órgãos *zang-fu* são os mais prejudicados, resultando em ataque da doença. Efetuado por agentes patogênicos e organismo, a reação variará na forma de sintomas e sinais, dependendo de constituição, ambiente, estação e clima. A ideologia orientadora da Medicina Tradicional Chinesa nesta área é tripla: usar o princípio "examinar cuidadosamente os locais do *yin* e do *yang*" equilibrando-os; investigar a causa do desequilíbrio entre o *yin* e o *yang* e a desordem dos órgãos *zang-fu*, estudar o *yin* e o *yang*, exterior e interior, frio e calor, deficiente e excessivo como princípios-guias e usar medidas, tais como medicação, acupuntura e moxibustão, massagem e exercícios terapêuticos. Desse modo, o equilíbrio e a saúde serão gradualmente restaurados, e a resistência e a força do organismo serão reconstruídas. A invasão da doença conseqüentemente será superada, a resistência intensificada, os fatores patogênicos eliminados e a saúde recobrada. Esse método cumpre o ensinamento dialético do qual as causas endógenas são a base, causas exógenas são as condições, e a última opera apenas mediante a ação da primeira. Esses conceitos têm sido, além disso, gradualmente testemunhados por desenvolvimentos médicos modernos, como imunologia, e contém métodos científicos e efeitos terapêuticos vastos. As causas endógenas são as principais, mas sob certas condições, as causas externas fortes também podem inesperadamente prejudicar o corpo e causar doenças. Portanto, a atenção deveria ser dada para fatores patogênicos ao se colocar ênfase em causas internas.

INVESTIGAR A SÍNDROME PARA ENCONTRAR A CAUSA DA DOENÇA

Existe uma grande diferença entre a Medicina Chinesa e a Ocidental para se reconhecer a causa da doença. O tratamento na Medicina Ocidental é baseado principalmente nas causas; afirma que existe uma relação linear entre cada par casual correspondente de fatores patogênicos e doenças, e que a causa da doença determina suas substâncias. Começando com o estudo inicial da bacteriologia por Louis Pasteur e Robert Koch (1843-1910), a ciência médica tem-se desenvolvido rapidamente. Como mencionado, a metodologia da Medicina Ocidental está baseada na dissecção, análise e redução, e abertura da caixa-preta. O desenvolvimento das ciências modernas impeliu a Medicina Ocidental a confiar mais no exame por meio da física, química, bioquímica, fisiologia e anatomia patológica para detectar as causas das doenças, como microrganismo patogênico, metabolismo de água e sal, citomorfose, regulacão neuro-humoral, fluido corpóreo e outros fatores. Isso acontece porque a Medicina Ocidental depende mais do exame laboratorial e da análise que de sintomas e sinais para diagnóstico final. É possível dedicar atenção apenas para doenças ou suas causas e negligenciar o paciente. Por isso, o lado emocional, o espiritual e o mental do paciente são freqüentemente negligenciados em favor do diagnóstico da doença. O desenvolvimento da ciência e da tecnologia tem fornecido ciência médica com instrumentos poderosos, mas incita alguns médicos a confiarem muito em relatórios laboratoriais, enquanto negligenciam a importância do raciocínio em diferenciar a doença. Essa tendência deveria ser evitada.

A Medicina Chinesa foi formada e desenvolvida sob condições peculiares à sociedade antiga chinesa. Naquele tempo não era possível empregar métodos científicos modernos e, desse modo, a etiologia chinesa começou a "investigar a síndrome para buscar a causa da doença". A relação da causa e efeito leva, por investigação, a resultados; o *bianzheng* acentua principalmente a reação do organismo para a causa, o que está em conformidade com o fato de a caixa-preta ser aberta para reconhecer uma doença ser amplamente usado na Medicina Chinesa.

Existem três tipos de fatores patogênicos de acordo com a Medicina Chinesa: exógenos, endógenos e exógenos não-endógenos. Os fatores patogênicos exógenos compreendem vento, frio, calor de verão, umidade, secura e fogo e atmosfera nociva epidêmica. Os fatores endógenos incluem alegria, cólera, ansiedade, preocupação, pesar, apreensão e pavor. Os fatores nos exógenos não-endógenos são manifestações patológicas causadas por fatores patogênicos, como alimento putrefeito, flegma e fluido acumulado e estase sangüínea. As duas últimas categorias causam doenças que foram ocasionadas ou pelo organismo por si mesmo ao sofrer de estímulo emocional, ou mesmo induzido por produtos patológicos. A maioria das causas dessas doenças reside dentro do organismo.

Começaremos pelos fatores exógenos. Vento, frio, calor de verão, umidade, secura e fogo são originalmente os seis tipos de climas sazonais. O clima normal é chamado *liuqi*. Se o clima se torna anormal e o corpo não pode se ajustar, ocorre anormalidade no *yin* e no *yang* do organismo, ou interrompe-se a ordem estabilizada do corpo e reduz-se a resistência, a doença será induzida e *liuyin* (seis fatores patogênicos) aparecerá. O *liuqi* também pode incluir os fatores responsáveis por propagar certos microrganismos patogênicos sob condições climáticas particulares. Conseqüentemente, a relação entre as doenças e as estações pode advir do fato de que as doenças causadas pelo vento patogênico ocorrem mais na primavera, enquanto aquelas causadas pelo calor patogênico ocorrem mais no verão. Igualmente, aquelas causadas pelo fogo-secura patogênico em geral aparecem no outono e aquelas causadas pelo frio patogênico no inverno. É possível localizar o microrganismo patogênico desses fatores externos sob o microscópio, como fazem os médicos ocidentais? A epidemiologia e a parasitose chinesa também têm consciência do problema causado pelos microrganismos patogênicos ou parasitas bacterianos. Não é, entretanto, desse ponto de vista que a Medicina Chinesa tem estabelecido seu conceito do *liuqi*. Ao contrário, parte de um estudo da relação entre as características do *liuyin* e as da reação do organismo, e as pessoas chegaram a conhecer algo sobre o *liuyin*. Em seguida estão os sintomas de *liuyin* e o entendimento humano de sua natureza.

Vento: fator patogênico *yang* que lesa os meios de abrir e subjugar a natureza. Ataca a pele, a porção exterior e superior do corpo humano e, em geral, causa transpiração, aversão ao vento e dor de cabeça. A natureza do vento é mover e mudar; portanto, seu início é agudo e sua dissipação rápida. O local de ataque é difícil de predizer e mais precisamente inconstante. Devido ao fato de o vento ser predominantemente móvel, os sintomas em geral incluem vertigem, tremor, convulsão e opistótonos.

Frio: fator patogênico *yin* que pode danificar o *yang-qi*. Quando o frio prejudica o *yang* do *qi* no sistema *wei*, o corpo torna-se averso ao frio. Quando ele prejudica o *yang* dos órgãos *zang-fu*, os sintomas são diarréia aquosa, urina límpida e micção longa, vômito seco e aquoso, flegma e saliva diluídos, corpo frio e membros friorentos. O frio congela, estagna e é propenso a causar dor. Ele coagula o *qi* e o sangue e bloqueia seus fluxos, e isso também causa dor. Portanto, quando o frio danifica os sistemas nutritivo e defensivo, o corpo sente dor. Se o frio ataca diretamente o estômago e os intestinos, a cavidade gástrica convulsiona em dor. O frio tende a coletar e retrair. Quando está dentro da pele e dos pêlos, ou na junção da pele e dos músculos, ele torna os poros contraídos e encolhidos. Então, o *yang-qi* defensivo torna-se bloqueado e deprimido, e o corpo torna-se averso ao frio, apresentando febre, mas não transpirando, e pulso tenso. Quando o frio penetra no *jingluo*, os músculos e os tendões apresentam câimbra.

Calor de verão: fator patogênico *yang*. Já que sua natureza é o calor flamejante, aqueles que sofrem de calor de verão têm febre tão alta quanto a queima de carvão. O calor de verão ascende e se dispersa, consome o *qi* e prejudica o fluido corpóreo, provocando evaporação na junção da pele e nos músculos para transpiração profusa. Quando os poros se abrem e há perda de líquido, torna-se desidratado, existe sede, e a urina é esparsa e vermelha. Um fogo patogênico forte consome o *qi*, causando falta de ar, fraqueza e pulsação longa, mas insubstancial. O paciente sente-se sufocado e perturbado ou pode até mesmo cair em coma. O calor de verão é freqüentemente acompanhado por umidade. No verão, o tempo é quente, mas a terra é úmida e as pessoas vivem em uma atmosfera de intercâmbio; e como resultado, a maioria das doenças do calor de verão é acompanhada por complicações patogênicas úmidas.

Umidade: fator patogênico *yin* que tende a danificar o *yang-qi* e bloquear a função do *qi*. Se a umidade prejudica o *yang* esplênico, o apetite desaparece. Se ela obstrui o fluxo normal do *qi*, o peito terá a sensação de plenitude, causará vômito e perda e defecações desconfortáveis; a urina será escassa e o pulso mole. A umidade é pesada e turva. Se ela permanece na parte superior do corpo e o *yang* límpido é obstruído de ascender, decorre a dor de cabeça severa e a voz torna-se rouca e com som de raspagem. Se ela ficar retida nas articulações, os membros tornam-se pesados e difíceis de levantarem-se e moverem-se. A umidade também é adesiva e estagnante. Por exemplo, o revestimento da língua será espesso e gorduroso, fezes asquerosas e turvas, transpiração pegajosa e estagnada, urina adstringente com dificuldade de micção. A maioria das secreções será gordurosa e turva como a leucorréia e a gonorréia. As doenças causadas por umidade são freqüentes e difíceis de curar.

Secura: é responsável por ferir o fluido corpóreo, conseqüentemente afetando lábios, nariz, faringe e pele. Já que o pulmão está encarregado da circulação e do reajustamento de fluido, e o estômago é o reservatório de água e de alimento, a secura na maior parte das vezes ferirá esses órgãos. Se o pulmão estiver seco, ocorre tosse seca com flegma ou sangue; se o estômago estiver seco, há sede e perda de apetite.

Fogo: é o calor máximo. Sua natureza é flamejante e ascendente, causando febre, aversão ao calor, nervosismo, inquietude, face e orelhas vermelhas, língua vermelha com revestimento amarelo, urina vermelha e pulso rápido. Quando o fogo cardíaco se inflama e ascende, a boca e a língua criam úlceras; quando surge no estômago, a garganta e a gengiva incham; quando aparece no fígado, os olhos ficam vermelhos e a cabeça dói. O fogo é impetuoso e responsável por consumir o fluido; a enfermidade causada pelo fogo é conseqüentemente aguda e inconstante. Por exemplo, com febre alta, extraordinariamente alta, ocorre convulsão e perda de atividade mental normal. Quando o fluido corpóreo é chamuscado, o paciente fica sedento e ansioso para ingerir bebidas frias, a língua fica quente e a garganta seca, enquanto a urina e as fezes ficam secas e constipadas. Devido ao fato de o fogo irradiar o calor, freqüentemente causa hemorragias. (Alguns médicos afirmam que não existe tal energia atmosférica como o fogo, e que ele é apenas o extremo do "calor". Além disso, alegam que a síndrome do fogo é realmente transmutada dos outros cinco fatores patogênicos. Conseqüentemente, afirmam que o fogo não deveria ser listado como um dos seis fatores patogênicos. Embora essa asserção tenha fundamento, temos de manter o antigo conceito do *liuyin* porque é tradicional.)

Julgando o que se disse anteriormente, podemos ver que a teoria do *liuyin* tem algo a ver com as teorias do *yin* e do *yang*, do *wuxing* e do *zangxiang*, e de acordo com essa teoria, a relação entre o clima e a doença é explicada sob a luz daquela entre a natureza e os órgãos *zang-fu*. Quando o *liuqi* se torna anormal, o *yin* e o *yang* ficarão afetados – deficiente ou excessivo, e aparecerão sintomas diferentes. Por exemplo, o vento, o calor de verão, a secura e o fogo são considerados fatores patogênicos *yang*, enquanto a umidade e o frio são *yin*. Através de anos de prática, os médicos chineses têm dominado a ligação interna de um organismo com a natureza e os sintomas e causas das doenças, que fornecem base científica para a Medicina Chinesa. Esse procedimento tem provado ser completamente eficaz. Um dia, um homem de meia-idade veio me ver. Ele reclamou de depressão, fraqueza, fadiga, dor de cabeça e febre. Sua pele estava amarela e turva, com distensão torácica e seu abdome distendido. Ele também estava nauseado, mas não podia vomitar. Já era verão, ele ainda estava vestindo roupas quentes. Seu pulso estava mole e sua língua gordurosa. Ele esteve no hospital por dois meses, mas nenhum diagnóstico correto tinha sido concluído sobre sua doença, e desse modo veio me pedir ajuda. Um exame mostrou uma obstrução do *qi* causada por umidade e turbidez. Então, prescrições foram preparadas para eliminar a umidade, e ele logo se sentiu melhor.

Para diagnosticar uma doença pela reação do organismo todo é mais compreensivo e mais útil mobilizar a resistência do organismo. Os ambientes interno e externo do corpo são extremamente complexos. Existem vários tipos de fatores patogênicos em muitos casos, e as causas existem fora e dentro. Buscando as causas, um médico pode se interar de muitos fatores e variáveis antes de decidir sobre um plano efetivo para tratamento. Considere encefalite B, por exemplo. Ela se manifestou na cidade da China Setentrional de Shijiazhuang, em 1954. O tempo, então, era completamente quente, e as indicações sobre os pacientes mostraram fogo vigoroso, perda de consciência e alguns outros sintomas típicos de febre estênica. Para tratar essa doença, os médicos da Medicina Tradicional Chinesa foram chamados para ajudar no trabalho. Eles adotaram a decocção *baihutang*[24], um tipo de droga usado para curar febre astênica, servindo como um tipo de medicamento para reduzir a febre e remover substâncias tóxicas. A decocção foi administrada, sujeita a reajustes menores de ingredientes e dosagens de acordo com as condições, e bons resultados foram obtidos. Essa doença manifestou-se em Beijing, um ano mais tarde, onde o tempo tinha estado nublado e apresentava garoa por muitos dias. Os pacientes tinham febre, congestão e estavam delirantes. Sofriam da síndrome de calor-umidade. Os médicos realizaram as mesmas prescrições que haviam feito em Shijiazhuang um ano antes, mas sem utilidade. Resultados satisfatórios foram alcançados após as prescrições serem mudadas para baixar a febre e a umidade do corpo. Etiologicamente, o fator patogênico da encefalite B é o vírus da encefalite B, assim, a doença tanto em Shujiazhuang como em Beijing era a mesma. Entretanto, desde que cada cidade tivesse seu próprio clima, e cada paciente tivesse sua própria constituição e reação ao vírus, os sintomas e o tratamento não foram os mesmos todo o tempo. A teoria médica chinesa nesse ponto está em conformidade com a dialética e a sistemática.

MÉTODOS TRADICIONAIS DE DIAGNOSTICAR SINTOMAS

O diagnóstico tradicional chinês possui um estilo original.

Além da visão, palpação, percussão e auscultação, existem outros métodos a ser usados na Medicina Ocidental, como diagnóstico físico, testes químicos, exame bacteriano, exame bioquímico, biópsia e exploração interna por meio de laparotomia (toracotomia, craniotomia), que ajudam a abrir a caixa-preta. Este não é o caso com a Medicina Tradicional Chinesa, na qual são usados apenas métodos como observação, auscultação e olfação, interrogatório e tomada de pulso e palpação. Estes não abrem a caixa-preta, mas, em vez disso, identificam as doenças nas bases de diferentes sintomas. A observação significa olhar para a expressão facial do paciente, compleição e constituição física, bem como mudanças na cor e qualidades de secreção e redução. A auscultação e a olfação significam escutar as mudanças no som da voz e da respiração do paciente, e sentir as mudanças no odor de secreção e eliminação do corpo. O interrogatório refere-se a uma inquirição sobre história, ataque, desenvolvimento e mudanças da doença, com seu tratamento e relato dos sintomas do paciente. A palpação e a tomada de pulso compreendem tocar, empurrar e pressionar os locais da enfermidade e seus efeitos. A informação sobre as mudanças desses sintomas e sinais é igualmente usada como meio de diagnóstico. Com esses métodos, um médico será capaz de ter um bom reconhecimento da doença. Entretanto, o que ele aprendeu sobre a doença corresponde exatamente ao estágio perceptivo de cognição para fazer uma análise antes de ter um diagnóstico da doença. Os métodos de pensamento corretos vão de fora para dentro, continuando de um para o outro, descartando supérfluo e selecionando o essencial e eliminando o falso e retendo a verdade.

Ir de fora para dentro: isto significa aprender sobre a essência de algo por meio de suas várias aparências. A teoria do *zangxiang*, declarando que *zang* se esconde dentro, mas se manifesta fora, é um conceito que estuda a relação entre o exterior do corpo e seus órgãos internos. A diferenciação das síndromes de acordo com os oito princípios norteadores - *yin* e *yang*, fora e dentro, calor e frio, e deficiência e excesso - fazem descrições muito concretas e detalhadas das imagens interiores e exteriores, destacando qual é atribuível para qual princípio. A diferenciação das síndromes de acordo com a teoria do *liujing* e as várias síndromes nos sistemas *wei*, *qi*, *ying* e *xue* também fornecem condições para um médico descobrir a natureza de uma doença. Quando descobrir mediante observação que o paciente tosse com respiração curta e compleição pálida, o médico atribuirá esses sintomas à deficiência de *qi* no pulmão; quando perceber cheiro pútrido da boca do paciente e notar língua amarelada e grossa, ele associará os sintomas a uma possível dispepsia gástrica; quando houver dor abdominal contínua e necessidade por calor e pressão, ele considerará o frio do tipo deficiente nos aquecedores médios e inferiores; quando descobrir um pulso superficial, ele sugerirá que a enfermidade é superficial; e quando perceber certos pontos de acupuntura nas costas ao longo do canal *Taiyang* e sentir algo diferente, ele pensará em uma enfermidade nos órgãos correspondentes *zang* ou *fu*. Esses exemplos mostram que a teoria de dar o tratamento de acordo com a diferenciação das síndromes na Medicina Tradicional Chinesa orienta os médicos a analisar e sintetizar ao aplicar aqueles métodos de diagnóstico, os vários tipos de sintomas e sinais e proceder de fora para dentro para descobrir a essência das doenças e de seus sintomas.

Continuando de um para o outro: isto menciona a relação entre uma coisa e uma outra e entre um processo e outro. É apenas quando ligamos uma coisa a outras que podemos aprender sobre esse fato. Ênfase tem sido dada à combinação dos quatro métodos de diagnóstico na Medicina Chinesa, e o desenvolvimento de uma doença e seus vários sintomas e sinais deveriam ser levados em conta juntos, para descobrir suas causas. Observe a febre, por exemplo. Se ela estiver acompanhada por sintomas e sinais diferentes de pessoa para pessoa, doenças diferentes são contraídas. Conseqüentemente, se a febre surge com forte aversão ao frio, dor por todo o corpo e pulso superficial, é geralmente causada por frio e vento; se aparece com aversão suave ao frio, tosse, sede, língua amarelada e pulso rápido, isso indica invasão do pulmão por vento e calor; se a febre existe com aversão ao vento, transpiração, membros cansados e pesados, artrite, movimentos difíceis, distensão torácica e falta de apetite, e pulso mole e lento, é um sinal de invasão da articulação por vento e umidade mutuamente antagonísticos; se a febre aparece com revezamentos alternados de calafrios, boca amarga, garganta seca, olhos vidrados, disforia, náusea, opressão no peito e pulso apertado, isso indica síndrome no canal *Shaoyang*; se a febre eleva-se com disforia, perda de consciência e delírio, língua vermelho-escura, e hemorragias subcutâneas ou sangramento, sugere que o calor está atacando os sistemas *ying* e *wei*; se a febre alta chega com um espírito frenético, pele seca escamosa, compleição cinza-escuro, sede, mas aversão a ingerir líquido, micção involuntária, e um pulso irregular, profundo ou apertado, trata-se de síndrome e calor causados pela estagnação de sangue; e se a febre estiver acompanhada por plenitude e distensão abdominal, náusea, regurgitação ácida e eructação fétida, língua amarelada e pulso escorregadio, é uma indicação de febre devido a alimento estragado.

Fica claro, portanto, que a febre pode ter diferentes síndromes sob circunstâncias diferentes. Os quatro métodos de diagnóstico estão concordantemente inter-relacionados e são indispensáveis. Isso é especialmente verdadeiro com certos casos complicados que deveriam ser tratados à luz de outros sinais e sintomas, força de vontade e emoção, local em que se vive, clima, história da doença e processo de tratamento. É após estudar as várias relações por que um diagnóstico mais preciso e correto pode ser feito.

Continuando de um para o outro também compreende a transmissão, a metamorfose e o prognóstico da doença. Por exemplo, um ataque de frio sobre o canal *Shaoyang* produz revezamentos alternados de febre e calafrios, boca amarga e garganta queimada, perda de apetite, disforia e náusea. Os sintomas de frio e calor indicam que os fatores exógenos ainda não foram removidos completamente; os outros mostram que a doença está se dirigindo para o interior e afetará o sistema digestório. Durante o desenvolvimento de doenças febris epidêmicas, se apenas a língua se tornou vermelha ou roxa, e apenas os sintomas dos sistemas *wei* e *qi* ainda não desapareceram, as doenças estão invadindo o sistema *ying*. É destacado no *Jin Kui Yao Lue* que as doenças hepáticas são responsáveis por danificar o baço e o estômago. Portanto, os médicos são informados que "ao diagnosticar uma doença hepática e saber que esta passará para o baço, o baço deveria ser antes feito excessivo." Esta é a lei que governa o desenvolvimento de uma doença; mantendo isso em mente, o médico será capaz de predizer mudanças futuras no estágio inicial de tratamento, assim como captar a perturbação na origem.

Descartar o supérfluo e selecionar a essência: isto sugere a principal contradição, algo que sempre desempenhará uma função-chave. No momento do diagnóstico, o médico pode encontrar muitos sintomas e sinais. Se ele os considera idênticos, ignorando suas funções individuais, estará olhando através de um caleidoscópio sem saber como fazer um diagnóstico. Conseqüentemente, a Medicina Tradicional Chinesa ensina a reconhecer o sintoma principal para descobrir a origem da doença. Apenas alguns sintomas são parte do sintoma principal; os outros não estão diretamente relacionados, mas, ao contrário, são sintomas adjuvantes ou secundários. Por exemplo, as síndromes *epitomic*, por exemplo, são resumidamente postuladas por síndromes complexas no *liujing* no *Shang Han Lun*. Isso pode ser considerado um bom exemplo do método de descartar o desprezível e guardar a essência. Considere a síndrome do *Taiyang*, por exemplo. Ela possui sintomas tais como febre, aversão ao frio ou ao vento, dor no corpo, rigidez no pescoço e nas costas, rinofonia, vômito seco e transpiração anidrose, tosse, respiração difícil, disforia e pulso tenso ou lento. Zhang Zhongjing destacou três sintomas principais entre eles, dizendo:

> As síndromes do *Taiyang* são pulso flutuante, cabeça e pescoço rígidos e dolorosos, e aversão ao frio.

Ele, então, fez uma distinção entre pulso tenso e anidrose – a síndrome da doença febril causada por frio e pulso lento e transpiração – doença febril causada pelo vento, ambas no canal *Taiyang*. Por essa razão, descartar o supérfluo e selecionar a essência é um método que não pode ser subestimado na Medicina Chinesa.

Eliminar o falso e reter a verdade: os fenômenos podem ser enganosos. Os sintomas e sinais verdadeiros e falsos refletidos durante o desenvolvimento de uma doença são com freqüência mostrados simultaneamente, em especial quando alcança o estágio de envigorar e diminuir o *yin* e o *yang*, ou quando o frio e o calor estiverem intermisturados. Portanto, as teorias médicas chinesas advertem seriamente os médicos sobre discriminar entre o genuíno e o enganoso, descartar o falso e guardar o verdadeiro. Por exemplo, um sintoma de pseudocalor de face ruborizada, corpo quente, disforia e inquietude podem aparecer se a preponderância de frio *yin* interno bloqueia o *yang* exterior. Quando um homem se sente quente, mas não gosta de tirar suas roupas, possui urina limpa e elimina fezes aquosas, com seus membros frios, o médico experiente tem certeza de que o paciente possui frio genuíno pertencendo às síndromes de frio genuíno e pseudocalor. Ele prepara uma prescrição para reviver *yang* por amornar e aquecer. Além disso, em caso da preponderância de calor *yang* interno que bloqueia *yin* fora, o paciente pode apresentar aversão ao frio, membros friorentos e tremor constante, que são sintomas de pseudofrio. Ao mesmo tempo, entretanto, mostra sintomas de língua amarelada, sede e pouca urina vermelha, que são sintomas de calor genuíno. O tratamento deve remover o calor, a fim de reviver o *yin*.

No outono de 1963, fui a negócios para Huarong Country na Província Hunan da China central, e durante esse tempo permaneci na casa de um amigo. Sua mãe já tinha 70 anos de idade, mas ainda era capaz de fazer algum trabalho de casa. Um dia, ela sentiu opressão no estômago e não comeu nada. À noite, começou a tremer com frio, mas não procurou se agasalhar.

Estava sedenta, apresentava língua seca e amarelada e pulso profundo, lento e forte. Meu amigo me disse que ela sofria de constipação há cinco dias. Um diagnóstico mostrou que ela estava com constipação severa, muito calor interno e preponderância do *yang* bloqueando o *yin*, indicando pseudofrio fora e calor genuíno dentro. Portanto, ministrei um tipo de decocção chamado de *chengqitang*, um purgativo forte, para que a paciente melhorasse. Uma hora depois de ter tomado a decocção, ela sentiu uma dor aguda no abdome, mas eliminou grande quantidade de fezes secas muito rapidamente. Algum tempo depois, tomou uma tigela de água de arroz e adormeceu. Todos os sintomas foram eliminados no dia seguinte, e a mulher idosa estava recuperada cinco dias depois. Como diz um velho ditado na Medicina Chinesa, "o excesso tem sua imagem emaciada e a deficiência tem seu excesso". Em outras palavras, o estado real de ocorrências é misturado a aparências falsas. Desse modo, é necessário descartar o falso e guardar o verdadeiro, antes encontrando a essência da doença e fazendo diagnóstico correto.

Além disso, a transformação de contradições no desenvolvimento de uma doença e a mudança de qualidade e quantidade não deveriam ser negligenciadas. Como você sabe, uma coisa é uma unidade de dois opostos, os quais estão sempre em conflito um com o outro. Como resultado, um cresce e o outro decresce, e uma coisa nova associa-se à existência. Contudo, a coisa nova contém resíduos ou processo da coisa velha. Se falhamos em ver isso claramente, não seremos capazes de discriminar entre o novo e o velho; em vez disso, tomaremos o falso pelo verdadeiro. Como visto freqüentemente na prática médica, uma doença *yang* pode transformar-se em uma *yin*, e uma doença *yin* em uma *yang*. Nesse processo, especialmente quando o excesso e a deficiência mudam suas posições no *yin* e no *yang*, as síndromes *yin* e *yang* existem simultaneamente, e não é fácil distinguir uma da outra. Mas a experiência de médicos antigos merece ser estudada. Veja especialistas em doenças febris agudas, por exemplo. Quando uma doença febril penetra o sistema *qi*, eles diriam que a doença está a ponto de ir para o sistema *ying*, enquanto encontra a língua do paciente vermelha e roxa, mesmo que a febre ainda seja alta. Hoje, as decocções *baihutang* e *chengqitang* para a limpeza do calor e eliminação da constipação não funcionarão bem; elas devem ser usadas juntas com as decocções para a limpeza dos sistemas *ying* e *xue* e para a ventilação do sistema *qi*.

Um ponto necessita atenção, e assim os quatro métodos de diagnóstico deveriam ser combinados; de outra maneira, um médico não será capaz de fazer um bom trabalho no caso, especialmente quando falha em observar os princípios da Medicina Chinesa. Entretanto, o diagnóstico parece unilateral algumas vezes porque esses métodos estão baseados não nos meios de exames modernos, mas na observação intuitiva dada pelo médico e no relato do paciente. Esse é um defeito na Medicina Tradicional Chinesa. Contudo, isso pode ser compensado mais ou menos por trabalho cuidadoso e conhecimento vasto por parte do médico.

METODOLOGIA NOS PRINCÍPIOS DE TRATAMENTO

Trataremos neste capítulo da metodologia nos princípios de tratamento, que são abundantemente permeados por pensamento sistemático dialético.

a) Todas as coisas estão relacionadas umas com as outras, e suas mudanças dependem de tempo, lugar e condições nos princípios de tratamento.

A Medicina Tradicional Chinesa acredita que os seres humanos e a natureza estão estreitamente relacionados e que existem diferenças na constituição dos diferentes seres humanos. Medidas apropriadas devem ser tomadas no tratamento, considerando-se diferença de tempo, lugar e indivíduo. Por exemplo, o medicamento para o *yang* deveria ser tomado pela manhã e o destinado ao *yin*, à noite. A *Jimingsan* (poder da alvorada), que consiste de *Semen Arecae, Pericarpium Citri Reticulatae, Fructus Chaenomelis, Fructus Evodiae, Folium Perillae, Radix Platycodi* e gengibre fresco, é usada para curar inchaço e dor de beribéri e reumatismo. É assim chamada porque é geralmente tomada na alvorada quando o galo canta. Por que é ingerida nessa hora?

A razão é que o *yin* se torna exaurido e o *yang* fica desperto quando o galo canta. A exceção é que a dosagem e a composição serão diferentes de estação para estação. Considere o vento-frio devido à afecção exógena, por exemplo. O medicamento não deveria ser tão picante ou quente no verão quando a temperatura é alta e os músculos do corpo estão frouxos. Sob condições normais, *Folium Perillae, Herba Schizonepetae*, gengibre fresco e feijões-de-soja fermentados funcionarão. As coisas são diferentes no inverno quando a temperatura é completamente baixa e os músculos ficam contraídos, e apenas tipos sudoríficos picantes e quente de medicamento tais como *Herba Ephedrae, Ramulus Cinnamomi e Herba Asari* servirão ao propósito e a dosagem será grande. O mesmo é verdade sobre alguns outros tipos de medicamentos. *Radix Aconiti, Cortex Cinnamomi, Herba Cistanchis* e *Herba Epimedii* não podem ser tomadas por aqueles que sofrem de deficiência de *yang* no verão, porque eles podem acelerar a morte; enquanto *Radix Rehmanniae, Radix Scrophulariae, Radix Ophiopogonis* e *Plastrum Testudinis* não deveriam ser tomadas por aqueles que sofrem da deficiência de *yin* no inverno, de outra maneira, estas podem apresentar diarréia e perda de peso.

O fator geográfico também deveria ser levado em conta. Declara o *Huang Di Nei Jing*:

> Uma doença deveria ser tratada com métodos diferentes. Por quê? O fator geográfico desempenha um papel.

Quando o tratamento é feito em paciente que vive no noroeste da China, um médico deveria ser cuidadoso sobre o uso de medicamento refrescante, porque o clima lá é completamente frio; em vez disso, lhe é permitido aumentar a dosagem de drogas que amornam e aquecem de modo próprio. Se ele possui prática médica na parte sudeste da China, onde as pessoas estão sujeitas à síndrome de umidade-calor, devido ao clima quente e úmido, deveria ser cuidadoso sobre aquelas drogas mornas e quentes, mas quando usar drogas clareadoras, refrescantes e dispersoras de umidade, ele pode aumentar suas dosagens. Originado nas províncias Jiangsu e Zhejiang do sudeste da China, a escola das doenças febris agudas possui princípio tal que drogas picantes e quentes, como *Herba Ephedrae e Ramulus Cinnamomi*, deveriam ser evitadas para a natureza de doenças febris. Mesmo na própria região, as condições geológicas são completamente diferentes de local para local; se um paciente vive na montanha, onde o clima é nebuloso e frio e sofre de umidade-frio, deveriam ser ministradas drogas picantes e quentes.

Deveria ser enfaticamente afirmado que, embora o tratamento médico chinês dedique grande atenção à relação entre doença, lugar e tempo, o princípio geral de tratamento começa da reação do corpo humano. Os sintomas específicos ditam o uso de drogas específicas. Isso não significa, entretanto, que os sintomas externos causados pelo vento e frio ou o predomínio de frio *yin* no tempo de verão ou nas planícies do sudeste não possam ser tratados com diaforéticos picantes quentes ou drogas que suportem *yang*. Nem isso implica que o vento e os sintomas de calor ou a deficiência de *yin* no inverno na região noroeste não possam ser tratados com diaforéticos picantes refrescantes ou drogas nutritivas do *yin*. O tratamento chinês começa com a regulação do *yin* e do *yang*. O uso de drogas *yang* e quentes para curar a síndrome *yin* e a do frio, ou o uso de drogas *yin* e refrescantes para curar as síndromes *yang* e de calor, observa o princípio de iniciar do oposto para equilibrar o *yin* e o *yang*. Já que as pessoas estão intimamente relacionadas aos fenômenos naturais, a influência ambiental deve ser levada em conta ao se preparar prescrições e administrar drogas, assim como a dosagem ajustada destas. Para ser um médico, "é necessário dominar as regras gerais e responder à situação de mudança", como afirma o provérbio médico.

"Ao tomar medidas adequadas levando em consideração o paciente em questão, o médico deveria prestar atenção suficiente à questão da dosagem. A dosagem deve ser alta para jovens e pessoas fortes, mas reduzida para pessoas idosas e fracas e crianças. Além disso, a localização de um órgão *zang* ou *fu* doente deveria também ser um fator a ser considerado ao se decidir sobre a dosagem. Do ponto de vista dos médicos antigos, o aquecedor superior é como um traço flutuando na superfície, o médio como um pivô descansando e a ascensão em controle, e o inferior como um peso em que a profundidade e a densidade são comparadas; desse modo, a dosagem para a doença do pulmão deveria ser pequena, para a doença do baço ou do estômago, moderada, e para a doença do fígado e dos rins, grande. Como o *Huang Di Nei Jing* coloca, o *qi* pode correr alto ou baixo, doenças existem em lugar próximo ou remoto, os sintomas aparecem dentro ou fora, e a dosagem do medicamento é pequena ou grande, e as medidas modestas são para a parte superior e as drásticas para a parte inferior."

Entretanto, esses ensinamentos ainda não atraíam a atenção suficiente de razoável número de médicos. Eles usam uma dosagem grande de droga para a maioria das doenças, a fim de se livrar delas em um ataque. Certamente, se é uma doença severa, ou aguda, e a condição da enfermidade assegura esforço grande, a dosagem deveria ser apropriadamente grande; de outra maneira, resultados ruins serão obtidos. Para doenças normais ou crônicas, entretanto, não é apropriado usar dosagens altas. Se a doença for severa, mas a dosagem do medicamento for reduzida ou vice-versa, o equilíbrio entre o *yin* e o *yang* não será alcançado. Além disso, algumas doenças crônicas para qual certo órgão *zang* ou *fu* tem sido danificado por longo tempo deveriam ser tratadas passo a passo, assim o órgão pode ser restabelecido. A precipitação não traz sucesso.

Algumas pessoas têm desacreditado os tônicos, pensando que são usados para manterem-se ajustados e prolongar a vida. Aliás, na verdade, a saúde depende do equilíbrio do *yin* e do *yang* e da ordem do *wuxing*. Se os tônicos são administrados em organismo saudável, o equilíbrio entre o *yin* e o *yang* e a ordem original serão perturbados; se o corpo está realmente fraco, um problema ainda existe e preferivelmente deveriam ser tonificados, o *yin* ou o *yang* e o *qi* ou o sangue. Além disso, cada tipo de medicamento possui caráter dual: positivo e efeitos colaterais. De acordo com o *Huang Di Nei Jing*, qualquer medicamento, se tomado por longo período, pode causar acúmulo de *qi*; se o *qi* for acumulado durante muito tempo, haverá alto risco de morte.

b) Neste princípio de tratamento, a Medicina Tradicional Chinesa é permeada por pensamento dialético. Por exemplo, existe a lei que governa o reforço e a redução dos órgãos *zang-fu*, com uma sobre a interação entre o exterior e o interior.

A medicina tradicional afirma que todas as partes do corpo formam um conjunto orgânico, e suas conexões estão estreitamente relacionadas, como aquelas entre os órgãos *zang*, os órgãos *zang* e *fu*, os órgãos *fu*, os órgãos *zang-fu* e o sistema *jingluo* e o exterior e o interior. Essas relações incluem geração, inibição, restrição e metamorfose, e são administradas por certas regularidades, bem como leis de ordem em relação entre o exterior e o interior. Com base nisso, os métodos médicos como reforço e redução dos órgãos *zang-fu* e o tratamento mútuo do exterior e do interior. Em outras palavras, quando um órgão estiver afetado por uma doença, aos outros concernentes também deveriam ser dados os tratamentos correspondentes.

Um dos princípios de reforço e redução é que se a deficiência for encontrada em um órgão, seu "órgão-mãe" deveria ser reforçado; se a hiperfunção for encontrada em um órgão, seu "órgão-filho" deveria ser tratado com medidas dispersoras e inibitórias. Como explicado anteriormente, um elemento do *wuxing* é gerado por outro, e a relação entre o baço e o pulmão é exatamente como aquela entre a terra e o metal. Se a digestão for pobre, o *qi* pulmonar torna-se fraco e ocorre tosse; aqui o método de reforço do baço é ajudar o pulmão, exatamente como a terra é reabastecida para gerar metal. Um dia, em 1963, quando eu estava trabalhando em Huarong Country, na Província de Hunan, encontrei uma mulher de 34 anos de idade que tinha tido tosse por 18 meses. Fui informado de que muitos tipos de tratamento tinham sido tentados em vão. Os sintomas eram anorexia, pele amarelada, falta de ar, lassitude, tosse com flegma esbranquiçado fino, língua ligeiramente espessa com revestimento branco e pulso fraco e apertado. A razão para o fracasso no tratamento foi que as drogas que ela havia tomado eram apenas para limpar o pulmão, cessar a tosse ou remover a inflamação, sem levar em conta a obstrução da passagem de *qi* por flegma. Já que o *qi* pulmonar estava fraco, a paciente não podia ajudar, tossindo de tempo em tempos. Então, uma decocção foi preparada à base de *Radix Ginseng, Poria, Rhizoma Atractylodis Macrocephalae, Radix Glycyrrhizae, Rhizoma*

Pinelliae, Pericarpium Citri Reticulatae, Radix Asteris e *Fructus Schisandrae.* Após dez doses, a doença que tinha se prolongado por mais de um ano foi curada em duas semanas.

Alguns jovens sofrem de onirogma. Isso não deve ser atribuído a rins fracos, mas a fogo hipertônico no fígado ou coração; isto acontece porque o rim (água) está para o fígado (madeira) como a mãe está para o filho, e a disfunção aparece no armazenamento do *jing.* Se a eles são dados adstringentes e hemostáticos sob tais circunstâncias, resultados pouco satisfatórios serão obtidos. Um tratamento apropriado deveria limpar e reduzir o fogo no fígado. Se for pacificado, a função renal não será desobstruída e onirogma será curado. A decocção de purgação hepática tem se mostrado efetiva na cura do fogo hepático hiperativo e na prevenção de interferência com a câmara seminal.

Os métodos de tratamentos mútuos para o exterior e o interior são: reduzir o exterior para pacificar o interior, abrir o interior para comunicar com o exterior e limpar o interior para aliviar o exterior. Estes estão baseados no fato de que o exterior e o interior são contrapartes; os métodos são conseqüentemente adotados para tratar os órgãos *fu* quando a doença afeta os órgãos *zang*; e os órgãos *zang* quando ele afeta os órgãos *fu.* Observe o pulmão e o intestino grosso como exemplo. Eles estão relacionados um com outro como exterior e interior. Se o calor estiver acumulado no intestino grosso e as fezes se tornam secas e constipadas, o *qi* do pulmão será obstruído e a tosse aparecerá. Se o tratamento começa com o pulmão, bons resultados serão alcançados. Em geral, drogas como *lianggesan* (poder refrescante do diafragma) são administradas para reduzir o calor no intestino grosso, o que pode ajudar a obter o *qi* pulmonar a fluir e curar a tosse.

A constipação pode ser causada por *qi* congestionado no pulmão e não será efetivamente curada tratando apenas o intestino grosso. Em vez disso, prescrições que abrem o interior (pulmão) e ganham excesso ao exterior (intestino grosso) são melhores. Sun Simiao declarou o seguinte sobre uma prescrição única no *Qian Jin Yao Fang*:

> Se uma mulher sofre de micção difícil, pode tomar um tipo de pó feito de *Radix Asteris* diluído com água de fonte. Essa preparação tem provado ser completamente efetiva.

O *Radix Asteris* pode ser usado para interromper a onda ascendente de *qi*, ao longo do Canal do Pulmão-*Taiyin* de Mão, e remover a obstrução urinária, porque o pulmão pertence ao curso superior do fluido corpóreo, e quando o *qi* pulmonar estiver elevado, a água fluirá naturalmente.

Alguns métodos de tratamento se fazem soar incrivelmente na Medicina Chinesa. As doenças dos olhos são curadas tratando o fígado e o rim; as doenças dos ouvidos, o rim; as doenças do nariz, o pulmão; e as doenças da boca e da língua tratando o coração e o baço, entre outras coisas. A dor de dente por deficiência do rim e o flamejar de fogo interno e abscesso gengival devido ao vapor do fogo gástrico, por exemplo, podem ser tratados com drogas frias e tonificantes renais. Estes também são considerados exemplos de tratamento mútuo exterior-interior.

Atenção ampla deveria ser prestada a outro princípio em que a parte inferior do corpo é tratada quando a doença aparece na parte superior, e vice-versa. Por exemplo, quando o *qi* e o fogo fluem e trazem o sangue com eles, a hemorragia maciça toma lugar nos tratos digestivo superior e respiratório, como hematêmese, hemoptise e sangramento nasal. Para tratar essa doença, drogas purgativas como ruibarbo deveriam ser administradas para deprimir o *qi* e o fogo; o ruibarbo fresco tem provado seu valor no tratamento de hemorragia. A razão disso é que o ruibarbo agindo sobre o cólon causa hiperemia na parte inferior e, portanto, reduz a circulação sangüínea na parte superior, a fim de fazer a hemostasia possível. A asma, como mencionado anteriormente, pode ser curada tonificando-se o rim para melhorar a inspiração. Um outro caso em questão é proctoptosia devido ao afundamento de *qi* do baço que é geralmente tratado tonificando-se o baço e reabastecendo-se o *qi* para elevar o *qi* do baço.

c) O tratamento tradicional é permeado com reconhecimento da unidade de opostos, condicionamento mútuo e alternação das contradições. A Medicina Chinesa acredita que as doenças resultam do combate entre dois opostos: a resistência corpórea e os fatores patogênicos. Se a resistência do corpo existe, os fatores patogênicos retrocedem; se os fatores patogênicos prevalecem, a resistência torna-se fraca. O *Huang Di Nei Jing* informa:

> As síndromes de excesso ocorrem quando os fatores patogênicos estão em abundância, mas as síndromes de deficiência tomam lugar quando o *jing* e o *qi* do paciente são seriamente danificados.

Portanto, o princípio de intensificar a resistência do corpo para livrar-se dos fatores patogênicos é usada na Medicina Chinesa. Intensificar a resistência significa usar medicação, nutrimento, acupuntura e moxibustão, *qigong*, massagem e treinamento físico para melhorar a constituição, elevar a habilidade do corpo a fim de adaptar-se ao ambiente externo e interno e manter-se ajustado. Isso porque esse princípio pode ser adotado para sintomas mostrando resistência fraca. As pessoas idosas e frágeis são propensas a resfriado, e elas podem adoecer até mesmo quando demoram para se deitar na cama à noite ou para se vestir pela manhã. Se o médico tenta dispersar o vento-frio, sem levar em conta a tonificação, ele não pode ajudar o paciente a livrar-se de fatores patogênicos de uma vez por todas, mesmo que os métodos sejam corretos. Isso é simples porque a resistência dentro do corpo está muito fraca para livrar-se dos fatores patogênicos. De fato, a decocção *yupingfengtang* feita de *Radix Astragali*, *Rhizoma Atractylodis Macrocephalae* e *Radix Ledebouriellae* poderá ajudar muito se for tomada por um longo tempo.

Livrar-se dos fatores patogênicos significa dispersar as patogenias e restaurar a resistência. Isso inclui métodos como diaforese, purgação, vômito induzido, purificação, digestão e desobstrução. Se um paciente não está abstêmio em comer ou beber e apresenta digestão deficiente, ele sentirá plenitude no estômago e no peito com febre, transpirando, e até mesmo a perda da consciência, sendo uma síndrome de excesso do estômago. Agora, ele não pode ser tratado por meio de tonificação, mas pode ser administrada a decocção *chengqitang* no lugar, que ajuda a reduzir os fatores patogênicos e melhorar a saúde.

Melhorar a resistência e dispersar os fatores patogênicos constituem um conjunto orgânico, e devem ser usados simultaneamente. De modo geral, ambos deveriam ser levados em conta no tratamento médico e de preferência ser aplicado um sobre o outro. Contudo, podemos encontrar algo completamente diferente na história da Medicina Chinesa. Alguns médicos enfatizaram a intensificação da resistência tal como Li Gao (1190-1251) e Zhang Jingyue da escola de reforço e Zhu Danxi (1282-1358) da escola de nutrição *yin*. Outros vincularam importância para a remoção de fatores patogênicos, como Zhang Zihe (1156-1228), que tornaram-se famosos por suas terapias diaforética, emética e de purgação. Alguns médicos na China antiga prestaram muita atenção para um dos dois métodos e tiveram seus próprios estilos de tratamento, mas isso não significa que eles tratavam os outros com desdém.

A resistência corpórea e os fatores patogênicos, e a deficiência e o excesso estão relacionados entre si. A resistência fraca pode levar à deficiência, e muitos fatores patogênicos podem enfraquecer a resistência e resultar em deficiência. Tanto a intensificação da resistência quanto a dispersão dos fatores patogênicos deveriam ser levadas em consideração quando se tratar de síndromes de deficiência. Se a resistência está muito fraca para livrar-se dos fatores patogênicos, a intensificação da resistência deveria ser enfatizada ao se tratar de síndromes de excesso por dispersão de fatores patogênicos. Se a resistência estiver muito fraca e os fatores patogênicos forem muitos, um médico deveria aproveitar a ocasião para lidar com a situação; para dispersar os fatores patogênicos pode conduzir a uma deficiência mais séria, mas para melhorar a resistência pode resultar em ocorrência de fatores patogênicos. Quando um paciente sofrendo de pneumonia estiver em estado de choque com fatores patogênicos em abundância, existe o perigo de colapso súbito de resistência. Uma decocção com ginseng simples deveria ser manipulada para manter o paciente vivo enquanto espera tratamento posterior. Apenas quando ele estiver recuperado do choque, medidas podem ser tomadas contra os fatores patogênicos. De acordo com as teorias médicas chinesas, realçar a resistência e dispersar os fatores patogênicos são medidas que podem ser feitas ao mesmo tempo ou um após o outro, dependendo das condições concretas. Um princípio geral é que nenhum dos fatores patogênicos deveria ser retido quando melhorar a resistência, e nenhum dano feito à resistência quando se livrar dos fatores.

Agora, vamos considerar o princípio de tratamento *yin* e *yang* em termos de suas unidades em oposição.

Com a invasão de fatores patogênicos, o *yin* e o *yang* humano são danificados com um excessivo e outro deficiente e, então, ocorrem as doenças. Um princípio é regular a relação entre o *yin* e o *yang* e estabelecer equilíbrio entre eles. Existem poucos sintomas quando o *yin* e o *yang* perdem o equilíbrio, mas o mais importante é que a preponderância do *yin* dá origem à síndrome de frio, porém, a do *yang* causa síndrome de calor, e a deficiência de *yin* acarreta calor interno, já a do *yang* causa frio externo. Isso significa que síndrome de calor ou frio aparecerá quando o *yin* ou o *yang* ficam doentes. Especialmente, a supremacia de *yang* pode danificar os fluidos *yin*, como mostrado em paciente de febre alta com língua seca e vermelha e pele seca e amarela. Resultados melhores serão obtidos, quando drogas de ervas nutritivas *yin*, como *Radix Rehmanniae*, *Radix Ophiopogonis*, *Radix Scrophulariae* e *Radix Glehniae*, são adicionadas àquelas para eliminar o calor tóxico. Por outro lado, a deficiência do *yin* pode levar a hiperfunção de *yang*, e os sintomas gerais são febre consumptiva, transpiração noturna, bochechas vermelhas, tosse, espirro sanguinolento, disforia, febre, fome, dor e calor nos pés e nos joelhos, língua vermelha e pulso rápido e vigoroso na posição *chi*. Tal quadro é freqüentemente tratado com uma dosagem alta de pílulas nutritivas do *yin*, que consistem de *Rhizoma Anemarrhenae*, *Cortex Phellodendri*, *Radix Rehmanniae*, *Plastrum Testudinis* e medula de espinha de porco com mel. Nessa prescrição, *Rhizoma Anemarrhenae* e *Cortex Phellodendri*, são antipiréticos para a redução de calor e proteção de *yin*, enquanto *Radix Rehmanniae* e *Plastrum Testudinis* são para a nutrição do *yin* e harmonia do *yang*.

O dano do *yang* devido à exuberância do *yin* e a deficiência do *yang* resultam em muitos sintomas, como membros em síncope, aversão ao frio, dormir com o corpo amontoado, vômito seco e vômito, diarréia aquosa, pulso profundo, mas desfalecido. Decocções como *sinitang* de *Radix Aconiti*, *Radix Glycyrrhizae* e *Rhizoma Zingiberis* são usadas para prevenir o *yang* do colapso. Em outro exemplo, um paciente sofrendo da deficiência do *yang* do rim geralmente tem diarréia matutina porque mal pode suportar o frio *yin*. As drogas mornas e quentes para fatores patogênicos são usadas freqüentemente para tratar a doença, como a pílula *sishenwan* que contém *Fructus Psoraleae, Fructus Evodiae, Semen Myristicae, Fructus Schisandrae*, gengibre e *Fructus Zizyphi Jujubae*. Esta é para tratar resfriado com calor e dispersar o *yin* em excesso por aquecimento do *yang*.

De acordo com a teoria médica chinesa, o *yin* e o *yang* dependem um do outro para geração, e sem o *yang* não existe *yin* e vice-versa. A saúde é boa quando *yin* estiver uniforme e bom e o *yang*, firme; a vida cessa quando *yin* e *yang* ficarem separados. Assim, a relação entre o *yin* e o *yang* é muito importante no tratamento médico. Além disso, o rim é o alicerce da constituição inata. O *yin* dos outros órgãos depende do *yin* renal para nutrição e seus *yang* do *yang* renal para aquecimento. Isso é porque o *yin* e o *yang* renal também são chamados do *yin* e do *yang* genuínos e desempenham papel-chave na função de *yin* e *yang* no corpo. Isso requer que as pessoas levem o *yin* renal em conta quando ele aquece e reforça o *yang* renal. Uma pílula chamada *jinkuishenqiwam* de *Jin Kui Yao Lue Fang Lun*, é freqüentemente usada para curar beribéri, retenção de flegma e fluido, diabetes, sede, rotação fetal e pulso fraco na posição *chi*; além disso, lumbago, flacidez e frio nos membros inferiores, câimbra no abdome inferior e dificuldade na micção. Essa pílula, feita de *Radix Aconiti Praeparata* e *Cortex Cinnamomi*, é para reforçar o *yang* renal, com *Radix Rehmanniae* e *Fructus Corni* para a nutrição de *yin* renal. Outro exemplo é a febre epidêmica, cujos fatores patogênicos, se existentes por longo período, podem chamuscar o *yin* real e causar sintomas de vento devido à deficiência de sangue. Como resultado, surgem espasmos, mãos e pés retorcem-se e a língua torna-se roxa. Um método geral é prescrever a decocção *dadingfengzhutang*, que consiste de *Radix Rehmanniae, Radix Ophiopogonis, Radix Paeoniae Alba, Colla Corii Asini*, ovo, *Plastrum Testudinis* e *Carapax Trionycis* para nutrir o *yin* e suplementar o sangue, e *Concha Ostreae, Fructus Schisandrae* e *Plastrum Testudinis* para interromper a exuberância do *yang*. Em caso do flamejar do fogo devido à deficiência do *yin* que pode causar febre héctica, porosidade óssea, debilidade lombar e joelhos fracos, tontura e olhos ofuscados, trepidamento dos dentes e faringe seca, uma decocção consistindo de *Radix Anemarrhenae, Cortex Phellodendri* e *Radix Rehmanniae* é geralmente usada para nutrir o *yin* e reduzir o fogo. Se o fogo abate, entretanto, drogas refrescantes, como *Radix Anemarrhenae* e *Phellodendri*, deveriam ser postas de lado para prevenir muito fogo de prejudicar o *yang* renal e tornar ambos, *yin* e *yang* renal, deficientes. Existem dois tipos de fogo na Medicina Chinesa: deficiente e excessivo. O fogo do tipo excessivo significa que existe muito *yang*, mesmo drogas frias amargas, como *Rhizoma Coptidis, Radix Scutellariae* e *Cortex Phellodendri*, são usadas para reduzir calor *yang*; aquele do tipo deficiente não se refere à abundância de *yang*, mas à deficiência de fluido *yin*, e o *yin* nutritivo pode restaurar o equilíbrio entre o *yin* e o *yang*, a doença é curada.

Um outro tipo de doença é causado pela desarmonia entre o *yin* e o *yang*, um problema que envolve a composição dos sistemas o *yin* e o *yang*, mas não pode ser resolvido simplesmente por meio do reforço e da redução. Existe um paciente suspeito de sofrer de neurose que sente frio em um momento e tem febre em outro, com o pulso apertado. Agora, o método de mediação pode ser mais efetivo que outros e, de acordo com esse princípio, remédios chamados *sinisan* e *xiaoyaosan* são prescritos para o paciente e bons resultados são obtidos.

d) Um princípio universal na Medicina Tradicional Chinesa é descobrir o elemento-chave que afeta a saúde no tratamento. Está em conformidade com a teoria a existência de um aspecto de importância-chave em determinada coisa, e uma coisa ou o processo deste tipo entre muitos.

(1) Uma enfermidade pode manifestar vários sintomas e sinais. Se começamos a curar uma doença quando percebemos apenas seus sintomas – curando a cabeça quando há dores de cabeça, e o pé quando há dores no pé –, não seremos capazes de nos livrarmos dela. Os médicos chineses são ensinados não somente a descobrir os sintomas da doença, mas a aprender sobre a relação entre eles e a essência da doença antes de adotar o tratamento correto.

(2) Uma doença pode ter mais que um sintoma e um paciente pode ter várias doenças ao mesmo tempo. Entretanto, apenas

uma delas desempenha papel-chave no desenvolvimento da doença ou na recuperação da enfermidade. É isso que está implicado na teoria de que o elemento principal que produz saúde deveria ser descoberto no tratamento.

(3) Doenças diferentes podem ter quase os mesmos sintomas em pacientes diferentes, mostrando que existem basicamente reações comuns no corpo. Isso indica que podemos adotar quase os mesmos métodos para tratá-los. Certamente, algumas diferenças existem nos sintomas, e a dosagem deveria ser diferente no aspecto das condições reais.

(4) Uma doença sozinha pode ter síndromes distintas em pacientes diferentes. Isso acontece principalmente porque existem diferenças entre os pacientes na constituição e na reação corpórea. Além disso, síndromes diferentes também podem aparecer em estágios distintos de uma doença devido a reações diferentes do organismo. Como a causa é diferente, não podem ser tratadas de maneira idêntica.

A tendência recente do desenvolvimento médico na China é para a combinação da Medicina Chinesa e Ocidental. De acordo com o princípio de diferentes espécies de tratamento para doenças idênticas, várias prescrições principais para as mesmas doenças têm sido elaboradas. Isso é conveniente para médicos e pacientes, e também marca a melhora sobre a prática antiga de tratar a mesma doença com um ou dois tipos de medicina para a negligência da diferença de constituição e síndrome. A respeito disso, um médico deveria primeiro dominar teorias médicas chinesas, princípios, prescrições e medicina, desse modo, ele pode evitar o erro na prática e fazer diagnóstico correto de uma doença. Existem também muitas prescrições adjuvantes e drogas feitas na Medicina Chinesa, que eram freqüentemente usadas por médicos antigos, mas com ingredientes e dosagem alterados em relação às condições reais. Xu Lingtai (1693-1771), médico notório da dinastia Qing, afirmou em certa ocasião:

> É necessário saber se os sintomas de seu paciente são exatamente os mesmos descritos nas prescrições antigas. Sendo assim, é possível usar as prescrições determinadas; de outra maneira, será necessário fazer ajustamento ou novas prescrições.

Que cada doença possui sintomas diferentes e cada paciente possui doenças variadas, deveriam também ser levados em conta quando você usa determinadas prescrições. Além disso, existem casos em que os princípios são os mesmos, mas as prescrições são diferentes; e as prescrições são as mesmas, contudo, as dosagens são diferentes. Tudo isso deveria ser mantido em mente.

(5) A atenção também deveria ser dispensada à relação entre o incidental e o fundamental, por um lado, e o urgente, e o menos urgente, por outro. O fundamental refere-se à causa da origem da doença, a doença antiga, os órgãos internos e a resistência corpórea, e a aprender sobre o aspecto fundamental de uma enfermidade ou da principal entre muitas pode ajudar a livrar-se delas, enquanto o incidental significa os sintomas e sinais da doença, a doença nova, a superfície corpórea e os fatores patogênicos. Tratando uma doença no aspecto fundamental é possível recuperar-se de uma vez por todas, todavia fazendo o mesmo no aspecto incidental ocorre apenas alívio temporário. Como para o urgente e o menos urgente, suas relações são dialéticas: trata sintomas agudos primeiro em casos de emergência, mas cuida das causas fundamentais quando elas são aliviadas. Isto porque tudo na doença está sempre em movimento, e métodos de tratamento deveriam ser adotados de acordo com a situação. Um médico deveria descobrir a causa da origem de uma doença quando esta se desenvolve muito lentamente. Considere astenia com lesão interna, por exemplo. Seus sintomas resultam da deficiência de *yin*, febre alta e tosse, e o desenvolvimento é muito lento. A febre e a tosse pertencem ao incidental, mas a deficiência de *yin* ao fundamental. Apenas prestar atenção à tosse sem levar em conta a deficiência de *yin* tornará impossível a cura completa.

Tratar sintomas agudos primeiro em casos de emergência pode apenas ser usado quando o menos importante se torna o importante de repente. Podem ser temporários e ainda deveriam ser tratados de uma vez porque se desenvolve muito rápido para admitir demora. Desse modo, os sintomas agudos deveriam ser aliviados em primeiro lugar no momento crítico. Se um paciente sofrendo de hepatite de repente se encontra em estado de ascite com falta de ar, constipação, e disúria, ele deveria ser tratado por ascite, ainda assim é apenas um sintoma hepático. A razão é que os sistemas respiratório, digestivo, circulatório e urinário, bem como o metabolismo de eletrólito de água serão perturbados e a vida por si mesma posta em perigo. No entanto, a ascite é a chave da questão, e tudo deveria ser feito para torná-la menos dolorosa, antes concentrando-se na hepatite. Tomada como um conjunto, a ascite é secundária à hepatite, e será de recorrência freqüente caso a doença principal seja curada. Desse modo, atenção deveria ser dada à proteção do fígado, quando tratar de ascite.

Certamente, existe situação em que o fundamental e o incidental são agudos, e é impossível cuidar de um e negligenciar o outro. Observe um paciente nefrítico, por exemplo. Se ele sofre de vento-frio quando sua nefrite ainda está completamente dolorosa, os sintomas serão aversão ao frio, tosse, plenitude no peito, lumbago, oligúria e anasarca. Conforme a teoria médica chinesa, o edema renal é fundamental, mas a obstrução pelo vento-frio é incidental e, ainda, tratando qualquer um dos dois pode-se resolver eficazmente o problema. Isso requer um médico para tratá-los ao mesmo tempo, com os fatores patogênicos dispersos do exterior do corpo para ventilar o pulmão, por um lado, e o *yang* aquecido para dissolver a água, por outro. Existem ocasiões em que a doença não é urgente, e o médico pode considerar no tratamento tanto o fundamental quanto o incidental ao mesmo tempo. Atente para a febre baixa devido à deficiência de *yin*, por exemplo. A deficiência de *yin* é fundamental e a febre baixa é incidental. Você pode aquietar a febre nutrindo o *yin*, porém isso levará um longo tempo. Um método melhor é ter antipiréticos com as drogas nutritivas do *yin*.

Existem algumas diferenças entre tratar sintomas agudos primeiro em emergência e depois sua causa fundamental, quando aqueles estão aliviados por um lado, e tratar os aspectos incidental e fundamental, por outro. Entretanto, seus pontos são os mesmos e assim se resolve o problema principal no aspecto do desenvolvimento de uma doença e, ao mesmo tempo, coloca fundamento para a garantia dos outros.

5 Significado Científico da Metodologia Tradicional

Temos discutido os métodos da Medicina Tradicional Chinesa, e, é claro que a teoria *yin-yang* desempenha papel importante no estabelecimento do sistema teórico médico chinês, tendo, portanto, se tornado o centro do sistema. A teoria *zangxiang* é sobre fisiologia e patologia, que foi formada após as relações entre o corpo humano e a natureza e a superfície corpórea e os órgãos internos, e as ligações funcionais entre geração, inibição, restrição e dissolução tornaram-se conhecidas de fora para dentro e de uma para a outra. A teoria da diferenciação de síndromes (*bianzhenglunzhi*), que possui aquelas sobre o *yin* e o *yang* e o *zangxiang* como suas bases, é completamente única no entendimento de síndromes e causas, diagnóstico e tratamento. No passado, existiam controvérsias nos círculos médicos chineses nos quais está o âmago teórico da Medicina Tradicional Chinesa. Alguns diziam que era a teoria *zangxiang*; outros acreditavam que era a teoria *yin-yang*; e ainda outros, o *bianzhenglunzhi*. Essas três teorias parecem inseparáveis. A teoria *yin-yang* é a base da metodologia tradicional; a teoria *zangxiang* é a base de sua fisiologia e patologia; e o *bianzhenglunzhi* é sua base terapêutica. As três teorias, inter-relacionadas e interdependentes, servem como parte e parcela do sistema teórico médico chinês. De fato, o sistema inclui muito mais do que prescrições, farmacologia chinesa, medicina interna, cirurgia, ginecologia, pediatria, acupuntura, moxibustão, massagem, manutenção atlética-médica e de saúde, mas todas são guiadas pelas três teorias básicas que foram tratadas nos capítulos anteriores.

A Medicina Tradicional Chinesa tem sido considerada uma ciência médica empírica, podendo ser explicada de modos variados. A Medicina Ocidental é chamada de medicina experimental, já que é baseada em experiência, enquanto a Medicina Tradicional Chinesa é vista como medicina empírica porque é formada nas bases de experiência prática, mas o ponto de vista de que a Medicina Chinesa é apenas uma tecnologia médica baseada no conhecimento perceptivo sem um sistema teórico não é aceitável. Essa questão é simples de esclarecer já que temos uma breve recapitulação da história, tanto da Medicina Chinesa quanto da Ocidental.

A Medicina Ocidental antiga pode ser datada posteriormente ao período entre os séculos IV e VI a.C., quando a escola hipocrática da Grécia defendeu a teoria dos quatro elementos naturais – terra, água, vento e fogo, que possuíam quatro propriedades: secura, umidade, frio e calor. Acreditavam-se que estas formassem quatro propriedades formando os quatro humores no corpo humano – melancolia ou bile preta, cólera ou bile amarela, flegma e sangue. Hipócrates acreditava que se os componentes e as forças desses quatro elementos, propriedades e fluidos fossem harmoniosos, as pessoas estariam em boa saúde; de outra maneira, elas adoeceriam. Durante o Período de Alexandria (séculos III a I a.C.), muitas pessoas começaram a estudar anatomia, e uma das escolas foi nomeada após Erasístrato, que adotou uma teoria antiga sobre essência e vitalidade. Mais tarde, na Era do Cristianismo, a escola romana de Galeno tentou aplicar anatomia e fisiologia para a prática médica, a fim de criar a teoria racional médica. Entretanto, Galeno tinha a teoria dos quatro elementos e aquela da essência e da vitalidade como a base de sua teoria fisiológica. Após a queda do Império Romano do Ocidente em 476, a história entrou em períodos escuros, que duraram aproximadamente mil anos; na Idade Média, a medicina era escrava da religião e recebeu pouco desenvolvimento. Após o Renascimento, a anatomia, a fisiologia e algumas outras ciências tiveram relativo desenvolvimento até o século XIX, mas pesquisadores dispensaram muito tempo para a teoria e seus pontos de vista mudavam de tempos em tempos. Como resultado, não havia aparecido ainda nenhum sistema teórico básico que pudesse ser aceito pela maioria dos médicos; assim, a experiência foi algo para passar por um diagnóstico clínico, e os médicos tinham de trabalhar de acordo com o princípio de Hipócrates para ajudar a melhorar a habilidade natural do homem de recobrar a saúde no princípio no século XIX. Somente depois o sistema teórico de medicina moderna começou a tomar formato, com o desenvolvimento da ciência moderna.

A Medicina Chinesa é completamente diferente. Seu sistema teórico nunca mudou muito desde sua formação no *Huang Di Nei Jing* durante o período Qin e Han, mesmo assim existia a inquietação nesses anos, e *yin* e *yang*, *zangxiang* e *bianzhenglunzhi* eram a base de várias escolas de medicina na China.

A diferença de desenvolvimento entre a Medicina Ocidental e a Chinesa pode ser verificada na história da cultura e do pensamento. O materialismo e a dialética simples da antiga Grécia, devido a seus defeitos inerentes, foram readaptados pelo idealismo e pela metafísica. O pensamento da dialética materialista simples da Medicina Tradicional Chinesa tem igualmente suportado uma história de dois ou três milhares de anos, durante os quais houve um longo período de feudalismo e semifeudalismo e semicolônia. Isso também atraiu o ataque de vários tipos de idealismo e metafísica, e foi até banido pelo governo, mas sobreviveu, e seu desenvolvimento foi lento. Tudo isso seria difícil de se compreender se as peculiaridades do sistema teórico e os efeitos terapêuticos da Medicina Tradicional Chinesa não fossem tolerados.

Por que a filosofia grega e a Medicina Tradicional Chinesa encontram destinos diferentes? O pensamento dialético da Medicina Chinesa também não é simples? Não é desprovido de argumentação científica moderna em muitos detalhes, exatamente como era a filosofia grega? Não é muito infundado em diversos modos? A chave de todas essas questões baseia-se no fato de que a Medicina Tradicional Chinesa nunca deixou de servir às massas gerais desde seu surgimento. A prática terapêutica envolve a vida e a morte de pessoas, desse modo nenhum exagero ou irrealidade é permissível. O conhecimento vem da prática, e o sistema teórico e os métodos de tratamento da Medicina Tradicional Chinesa tornam-se ricos na prática com a ajuda de médicos e especialistas de períodos variados. A Medicina Tradicional Chinesa origina-se da dialética simples, mas, com o desenvolvimento da sociedade, a tem ultrapassado. Portanto, essa medicina possui seu próprio estilo de tratamento: observar de modo intuitivo, porém, pensar de forma científica, e visar à doença como um todo, mas analisando-a concretamente. Podemos dizer que tudo isso é o tesouro da civilização chinesa. Há a necessidade de desenvolver sua medicina tradicional que servirá melhor a saúde da humanidade.

Equipada com ciência e tecnologia modernas, como o microscópio eletrônico e a física, a química e a matemática, a pesquisa na Medicina Ocidental tem hoje se tornado cada vez mais profunda – do nível celular para o subcelular e molecular; e existem mais e mais ramificações da ciência, com a estrutura e a mudança de substâncias básicas, como moléculas e correntes elétricas apreendidas sobre o contexto do mundo pequeno. Isso marca um novo e significativo estágio de desenvolvimento. Tudo, entretanto, possui seu oposto. Com a classificação da medicina tornando-se mais detalhada e a pesquisa mais variada, estamos sujeitos a vermos as árvores, mas não a floresta, a menos que o materialismo dialético seja o princípio-guia de nosso trabalho. Isso é para gastar muito tempo naquilo que estamos estudando, mas negligenciar a relação entre os vários aspectos do organismo.

Engels destacou em seu livro *Dialektik und Natur*:

> A ejeção de sementes – o embrião e o animal criados pelo nascimento – não deve ser entendida como uma parte separada do conjunto, que representaria tratamento distorcido. Torna-se uma parte apenas em um corpo morto.

Ele dizia que um químico pode dissolver uma fatia de carne concluindo que esta é composta de oxigênio, carbono, hidrogênio, nitrogênio, etc. Ainda que esses elementos, separados, não fossem mais carne. Afirmou, mais adiante, que a vida é a forma mais elevada do movimento da matéria, e nela estão incluídas formas inferiores de movimento, como mecânicas, físicas e químicas, e a vida não deveria ser reduzida a essas formas. A sistemática moderna sustenta que a natureza e a lei de uma coisa como um todo dependem apenas da inter-relação e interação de seus vários fatores, que não estão refletidos na soma total das propriedades e atividades de suas partes componentes. A metodologia científica mostra que quanto mais profunda for a pesquisa, mais importantes serão as relações internas de uma coisa. Isto tem sido verificado no desenvolvimento da ciência e da tecnologia moderna.

O desenvolvimento da ciência, durante o período entre o Renascimento e o final do século XX, foi a expansão da ciência e da tecnologia e o aprofundamento da pesquisa em várias disciplinas, mas isso mudou muito durante a década de 1950 pelo fato de a ciência ter se tornado sintetizada e trans-seccional. A ciência e a tecnologia modernas são caracterizadas pela intersecção mútua e a inseparabilidade. Poucas disciplinas marginais têm aparecido, refletindo uma tendência para ramificação que é, por sua vez, uma forma de expressão da síntese. A integração da ramificação e da síntese empurra a ciência para um sistema altamente unificado, e todas as disciplinas passam a possuir línguas, conceitos e métodos comuns. Tudo isso leva à sistematização da ciência moderna. Os cientistas modernos, por exemplo, têm descoberto quatro forças fundamentais de interação entre partículas que são conhecidas: gravitacional, eletromagnética, e as forças forte e fraca que ligam componentes dos núcleos. Essa descoberta requer cientistas para explorar a possibilidade de campo unificado que explica as quatro forças.

Essas tendências tornam necessário estabelecer novos métodos científicos à base de métodos tradicionais. Isso requer cientistas para seguirem a lei de "negação da negação", ultrapassando a metafísica a fim de, mais uma vez, aceitar a dialética materialista como uma orientação. Desde as décadas de 1930 e 1940, o aparecimento de ciências trans-seccionais, como a cibernética, a informática e a sistemática, refletiu a necessidade de nova metodologia, e essas ciências demonstraram a existência de mais relações internas e leis de movimento na natureza, considerando o objeto de estudo um sistema completo, orgânico e complexo. Ao fazer isso, eles descobrem métodos para resolver problemas em sistemas de comunicação e de controle, e introduzem a análise quantitativa em algumas ramificações da ciência. Esse é um salto adiante na metodologia.

Esse desenvolvimento também é refletido na medicina moderna. Existe pesquisa horizontal na Medicina Ocidental, porém sua ênfase está no estudo do corpo humano de modo longitudinal. Em outras palavras, todo o corpo está dividido em sistemas e todo o sistema, dissecado em órgãos, tecidos e células. Tudo isso torna o progresso possível em todos os campos da Medicina Ocidental. Além disso, seguindo o desenvolvimento da ciência médica, a classificação de doenças está se tornando cada vez mais próxima. Assim, um médico pode obter melhor entendimento dos variados órgãos e tecidos, bem como doenças, mas a unilateralidade é inevitável. Isso significa a necessidade de compreensão geral das relações entre o homem e a natureza, os vários sistemas, e entre as doenças. A profundidade e a extensão são dois aspectos de igual importância no desenvolvimento científico. Se prestamos atenção na profundidade do conhecimento e negligenciamos sua extensão, os resultados não são satisfatórios. Por exemplo, muito tempo é gasto nas relações entre os microrganismos patogênicos e algumas partes do corpo, mas pouco tempo em suas relações com a natureza, a qual tem efeito contínuo no corpo e nos microrganismos; muito tempo é gasto também em órgãos humanos diferentes e pouco tempo na aquisição da imagem global do homem decorrente de relações entre os órgãos; muito tempo é gasto nas características histopatológicas de cada doença, mas pouco tempo no estudo do "paciente" que vive neste mundo e possui atividades mentais complexas. Tudo isso é nocivo para o desenvolvimento da ciência médica e para a intensificação do tratamento.

A atenção é voltada para o estudo do sistema como um todo, mas não para o corpo de modo longitudinal. Como resultado, é fácil ter isso ligado e integrado com a cibernética, informática, sistemática e outras ciências modernas. Recentemente, alguns cientistas mostraram grande entusiasmo em relação a teorias médicas chinesas, chamando a teoria do *wuxing* de sistemática ordinária simples. Outros que têm estudado a teoria do *jingluo*, por tempo prolongado, do ponto de vista da informática, acreditam que o sistema *jingluo* serve como sistema de controle do corpo com o *qi* e o sangue similares à "informação" e seus carregadores, com canais e colaterais para canais de informação e pontos de acupuntura como entrada e saída.

Atualmente, ainda existem alguns elementos dialéticos simples nas teorias médicas chinesas. Mas não precisamos nos arrepender por seus progressos lentos; pelo contrário, deveríamos saber que teorias e métodos empregados na Medicina Chinesa são importantes na pesquisa científica. Para nosso propósito não ser sentimental sobre o passado da China ou da Medicina Tradicional Chinesa, mas para resumir a experiência e as lições adquiridas da história da ciência. No desenvolvimento acelerado da medicina moderna existe ainda a necessidade de se estudar teorias e métodos tradicionais.

Todos os problemas específicos na Medicina Tradicional Chinesa têm de ser explicados por teorias e tecnologia da ciência moderna. Considere o fígado, por exemplo. De acordo com a teoria *zangxiang*, ele possui um corpo específico abrindo nos olhos e armazena a alma, com sua condição determinando a dos tendões e por fora manifestações refletidas nas unhas. Suas relações internas têm provado suas existências na prática, mas suas qualidades esperam estudo cuidadoso; quando fizermos um estudo adicional deles, entenderemos os comos e os porquês.

6 Significado de Teoria e Método na Medicina Chinesa

APRESENTAÇÃO DO PROBLEMA

Aqui, exploraremos a trajetória do desenvolvimento e a direção da reforma na Medicina Tradicional Chinesa em termos de teorias e métodos e substância fundamental e regularidades, com a finalidade de deslocar atenção da comunidade médica e provocar discussão.

Desde 1949, o governo chinês tem prestado atenção à medicina e à farmacologia tradicionais chinesas, destacando que estas são um grande tesouro nacional e que esforços deveriam ser feitos para explorar seus conteúdos e melhorar suas qualidades. Ao mesmo tempo, o governo chinês formulou uma sugestão para que a Medicina Chinesa e a Ocidental sejam combinadas a fim de estabelecer uma nova medicina e farmacologia.

A partir de 1950, têm surgido muitos hospitais e institutos especializados em medicina tradicional na China. Com eles, muitos professores e pesquisadores têm se organizado para trabalhar – estudantes treinados, livros médicos clássicos publicados, materiais didáticos compilados para uso nos institutos médicos e doutores em medicina chinesa veteranos chamados para resumir suas experiências. Tudo isso promove pesquisa científica na Medicina Tradicional Chinesa, especialmente no sistema *jingluo*, acupuntura e moxibustão, órgãos *zang-fu*, método de promover fluxo sangüíneo para eliminar estase sangüínea, e tratamento de fraturas ósseas com pequenas talas.

Entretanto, existem problemas no desenvolvimento da Medicina Chinesa. Manfred Porkert, professor de Sinologia e Teoria Médica Chinesa na Universidade de Munique, visitou a China em 1978. Após seu retorno, ele falou do seguinte problema com grande concernência:

> Estive particularmente impressionado com a modéstia paciente e sincera dos médicos chineses qualificados na Medicina Ocidental, e agora estudando ou exercitando a Medicina Chinesa, pela devoção para a causa da tradição médica de todo o pessoal que trabalha em instituições tratando com medicina tradicional. Isso me fez sentir dolorosamente o desequilíbrio extraordinário e totalmente difundido na República Popular entre a Medicina Ocidental e a Chinesa – desequilíbrio manifestamente envolvendo a diretiva de novembro de 1958 (orientação do partido comunista chinês obedecida como lei) do Comitê Central, abrangendo até mais o dogma de Mao Zedong de que a Medicina Chinesa deve ser considerada um "tesouro" de conhecimento herdado. Na verdade, a diretiva de novembro de 1958 do Comitê Central recomendou com insistência que a Medicina Tradicional Chinesa e a Ocidental deveriam ser aplicadas, ensinadas e investigadas em termos iguais em todo o país. Essa diretiva foi precedida por alguns anos de um renascimento assustador da tradição antiga, que, a despeito de concordância aparente com diretores do Partido, está se destruindo.

Por várias razões, tais problemas destacados como "falta de estudo da arte da Medicina Tradicional Chinesa" e "falta de médicos tradicionais chineses treinados" difundiam-se por todo o país. Não podemos ajudar perguntando como a Medicina Tradicional Chinesa suportou as tentativas de excomungá-la. Com seus poderes teóricos e técnicos, ela continuou a existir e a desenvolver-se posteriormente. Por que depois que o novo governo chinês estendeu tanto cuidado e suporte para o desenvolvimento de empreendimentos médicos tradicionais e inaugurou tantos cursos secundários e institutos de pesquisa, o pessoal médico chinês caiu de 500 mil no início da década de 1950 para cerca de 300 mil dois ou três anos atrás? Não deveríamos procurar a causa e descobrir a resposta para esta questão?

Talvez seja porque a Medicina Tradicional Chinesa não fosse científica desde o início, e que devido aos seus próprios defeitos, ela foi pronunciada como inferior para a desenvolvida medicina científica ocidental e, portanto, desesperadamente no declínio. As teorias foram colhidas da experiência prática e posteriormente formadas sob um único sistema. Pelo fato de essas experiências terem sido testadas em pacientes reais, é incorreto dizer que a medicina tradicional não tem sido construída em bases científicas.

Como explicamos a afirmação perturbadora de que "o desenvolvimento da arte da Medicina Tradicional Chinesa chegou ao fim" e que "não existem novos estudantes treinados como médicos tradicionais chineses"? Qual é o rumo do futuro da medicina tradicional? Essas questões deveriam ser consideradas do ponto de vista teórico e metodológico, em vez de apenas tecnológico; de outra maneira, a ciência médica chinesa dificilmente pode ganhar desenvolvimento sólido.

CARACTERÍSTICAS DA MEDICINA CHINESA E SEUS RUMOS

No prefácio de seu livro, o professor Qian Xuesen afirma que o sistema teórico da Medicina Tradicional Chinesa não pode ser visto como uma ciência no sentido moderno, mas que ainda assim possui muitos elementos científicos. É, portanto, uma filosofia clássica de natureza e deveria continuar a existir, porque nenhuma outra teoria pode tomar seu lugar. Isso porque a Medicina Tradicional Chinesa tem ainda de ser modernizada.

O que ele quer dizer declarando isso? "Filosofia de natureza" refere-se à teoria de um sistema natural que se desenvolveu durante o período entre o século XVII e início do século XIX e era inseparável da filosofia e muitos campos da ciência natural desde o princípio. Entretanto, a ciência natural tornou-se então subdesenvolvida e incapaz de explicar muitos fenômenos e processos e suas relações de modo científico. Portanto, filósofos e cientistas tentaram usar a informação científica que tinham adquirido além de especulações filosóficas para explicar o sistema da natureza. Quando a ciência natural não se desenvolveu completamente e muitas coisas na natureza permaneceram desconhecidas, as relações imaginárias atrás dos fenômenos e processos não eram claras para os reais na filosofia natural, sendo pouco compreensível. Para esse problema, esses filósofos naturais prediziam muitas invenções científicas e descobertas, que foram mais tarde desenvolvidas. Certamente existem muitos erros, porque ciência e cultura eram subdesenvolvidas. Como a ciência progrediu, as pessoas começaram a compreender que a ciência poderia ajudá-las a explicar o sistema da natureza satisfatoriamente. Por exemplo, poderiam explicar o mundo como um todo e guiar o sistema perfeitamente por meio do materialismo dialético. A filosofia natural, então, tornou-se obsoleta e apagou-se da existência gradualmente.

A Medicina Tradicional Chinesa contém um sistema vasto de teorias, mas algumas delas não têm sido explicadas do ponto de vista científico. Seu sistema teórico também foi construído nas relações imaginárias do corpo e entre a natureza e a humanidade e a observação de relações que realmente existem, bem como a experiência de médicos. Isso mostra que a medicina tradicional possui de certo modo algo característico de ciência natural.

Muito do sistema teórico da Medicina Tradicional Chinesa possui analogia e inferência com seus métodos básicos. A observação do médico e a evolução vêm da sua aplicação do *bianzhenglunzhi*, cognição de síndromes e experiência, bem como reação do organismo. Na verdade, mesmo se o diagnóstico e os princípios de tratamento por médicos diferentes forem praticamente idênticos para um paciente idêntico, poderia haver muita diferença na composição e administração das prescrições, que seriam refletidas no efeito terapêutico. Alguns comparam a Medicina Ocidental com a produção industrial modernizada, que usa operações padronizadas e os mesmos produtos, enquanto a Medicina Tradicional Chinesa é freqüentemente comparada com uma peça artesania com várias características artísticas. Isso é um dos traços específicos da filosofia natural da Medicina Tradicional Chinesa.

Alguns pensam de outra maneira, acreditando que a filosofia natural será reposta pela ciência natural moderna e a Medicina Chinesa pela Medicina Ocidental. Afirmam mesmo que apenas quando a Medicina Chinesa se tornar sistematizada com a ajuda de teorias e métodos médicos ocidentais, isso pode estar a salvo do desaparecimento, o que resultará da chamada combinação da Medicina Chinesa e Ocidental.

Esse ponto de vista possui uma origem metodológica. A ciência moderna tem dissecção e análise como seus métodos básicos, os quais têm ajudado a esclarecer a estrutura interna e a qualidade de diferentes órgãos, e, nesse ponto, absorveu o melhor da filosofia natural.

Qian Xuesen escreveu em um artigo:

> Temos visto progresso na biologia. Os métodos de reducionismo e empirismo, ou os métodos da metafísica, como R. Rosen destacou, ocuparam posição predominante na pesquisa das ciências naturais desde o século XVIII. Isso foi muito progressivo ao mesmo tempo... Por volta das décadas de 1940 e 1950, a dissecção tinha sido usada com a análise da camada de moléculas. Podemos dizer, hoje, que temos conquistado grandes realizações e uma nova ciência chamada biologia molecular apareceu. Quanto mais rico nosso conhecimento sobre determinada coisa, mais distante estaremos dela como um todo em nossa pesquisa. Isso foi realizado por Bertalanffy 50 anos atrás. Ele começou a estudar a assim chamada "biologia teórica" em 1932, considerando uma coisa viva e seu ambiente como um grande sistema. Criou, portanto, uma ciência de teoria de sistema geral, com a qual investigou questões importantes como fisiologia humana, psicologia humana e fenômenos sociais.

A passagem anterior apresenta um resumo claro do desenvolvimento da ciência. O reducionismo como um método predominante tem contribuído para o desenvolvimento da ciência moderna, mas ele possui seus próprios defeitos. Albert Szent-Györgyi também declarou:

> Existem amplas lacunas no nosso conhecimento. É possível que existam defeitos em nossa visão inteira de vida. No passado, estávamos provavelmente "pescando fora da rede".

No drama de vida, uma biomacromolécula é mais semelhante ao teatro em vez do ator" (cf. *Electrobiology and Cancer*)

Sendo assim, o progresso científico demanda o uso de dialética materialista e o método de sistemática para libertar-se deste predicamento. A cibernética, a informática e a sistemática, que têm se desenvolvido rapidamente desde as décadas de 1930 e 1940, repudiam os métodos usados anteriormente de análise e redução. Tais métodos são adotados para analisar coisas combinando-as em um sistema geral de inter-relações e ações e, então, reconhecendo que o sistema por si mesmo realmente existe e desenvolve-se em um labirinto entrelaçado de camadas e fatores múltiplos. Os métodos de teoria de sistema geral podem ser resumidos como se segue: a) princípio de totalidade, b) princípio de inter-relações, c) princípio de ordem, e d) princípio do estado dinâmico. Todos esses princípios deveriam ser amplamente usados em pesquisa.

A teoria de sistema geral, que se desenvolveu da instituição da pesquisa biológica, associa a ordem e a tecnologia da biologia e os fenômenos da vida com a estabilidade da estrutura do sistema e está diretamente relacionada à cibernética e à informática. A sistemática tem hoje se tornado importante na pesquisa dos fenômenos da vida e da medicina. Entretanto, por força do hábito, a sistemática ainda não tem sido amplamente adotada na prática médica ordinária ou pesquisa e incluída nos livros-textos médicos. Muitos pesquisadores têm descoberto que a cibernética, a informática e a sistemática são usadas na Medicina Tradicional Chinesa e podem ajudar a explicar por que esta tem existido durante milhares de anos, e está recebendo a devida atenção de muitos cientistas no mundo. Em resumo, a metodologia é importante na Medicina Tradicional Chinesa, e uma revisão da história do seu desenvolvimento ajudará a resolver outros problemas.

As pessoas tinham compreendido, no final do século XIX, que a Medicina Tradicional Chinesa e a farmacologia eram grandes tesouros. Ao mesmo tempo, tinham estado a par do desenvolvimento da Medicina Ocidental e tentaram fundir as duas. Por exemplo, Tang Zonghai (1847-1897), médico bem conhecido na dinastia Qing, tentou substantificar as teorias registradas no *Huang Di Nei Jing* por meio de dissecção e fisiologia em seu livro *Zhong Xi Yi Hui Tong Yi Jing Yi* (*Essentials of Confluente Traditional Chinese and Western Medicine*). Um outro exemplo foi Zhu Peiwen (1805-?), um médico da dinastia Qing, combinou anatomia ocidental com o estudo do *zangxiang* na Medicina Chinesa em seu livro *Hua Yang Zang Fu Tu Xiang Yue Zuan* (*A Brief Account of the Chinese and Western Anatomy*). Seus motivos eram bons, mas o efeito não era tanto. Cometeram erros absurdos porque não sabiam que a Medicina Chinesa e a Ocidental são completamente diferentes no sistema médico. Esse problema foi esclarecido com a teoria da cibernética na Medicina Chinesa. De acordo com alguns especialistas, o método empregado na Medicina Chinesa é principalmente estudar e controlar sem abrir a caixa-preta, enquanto na Medicina Ocidental é abrir a caixa-preta para observar a fisiologia e a patologia do corpo. Se não reconhecemos essa diferença ou conhecemos o raciocínio atrás de *zangxiang* ou destacamos *zangxiang* da anatomia, cometemos muitos erros.

Muita atenção tem sido dada ao estudo da Medicina Tradicional Chinesa e à combinação da Medicina Chinesa e Ocidental desde 1949. Tanto o governo em níveis variados quanto as organizações sociais ofereciam muita ajuda de vários modos, os quais desempenham grande papel no desenvolvimento da Medicina Chinesa. Mas isso não significa que não exista quaisquer problemas; em vez disso, alguns problemas são muito sérios. Um deles é a falta de médicos treinados e competentes.

Mais recentemente, o professor Zhang Xiangtong, fisiologista craniano bem conhecido, fez uso de métodos eletrofisiológicos e bioquímicos para estudar analgesia de acupuntura. Ele descobriu que quando o ponto de acupuntura relevante é perfurado, o hipotálamo pode ser estimulado a secretar uma substância que entorpece os nervos e torna o local correlato insensível a dor. Isso mostra que a ação da analgesia de acupuntura é indireta e toma o cérebro como o centro. A função holística do corpo, conseqüentemente, vai além dos tecidos regionais.

É óbvio que sistemas teóricos diferentes tenham métodos diferentes. Se os métodos de Medicina Ocidental são aplicados às teorias da Medicina Tradicional Chinesa sem considerar a diferença entre os dois, metade dos resultados será obtida com duplo esforço.

Como a farmacologia chinesa começou mais cedo, podemos reconhecer a farmacodinâmica e a função das drogas de ervas chinesas por meio da ciência moderna e da tecnologia, que são principalmente usadas para analisar e reduzir os componentes, estrutura química e propriedades das drogas chinesas, bem como os efeitos produzidos por esses componentes nos órgãos internos, tecidos e células do corpo humano. Isso acontece, principalmente, porque os métodos modernos são adequados para a análise de drogas individuais e o conhecimento médico chinês de drogas vem da experiência. É baseado na ação das diferentes drogas em ajustar as relações entre o *yin* e o *yang*, deficiência e excesso, exterior e interior, frio e calor, ascensão e descida, e abertura e fechamento que os médicos chineses descobriram *siqi* e *wuwei* das drogas. Por outro lado, seus conhecimentos sobre farmacodinâmica não podem ser adquiridos tampouco quando a caixa-preta do corpo ou do medicamento for aberta. De fato, as drogas são usadas como um tipo de informação aplicada, e o "feedback" é adquirida com a ajuda de teorias e métodos médicos chineses. Secundariamente, o tratamento é em geral baseado em drogas de sabor único na Medicina Ocidental. Isso é muito diferente da Medicina Chinesa, na qual as drogas são freqüentemente prescritas com referência a síndrome, causa, local e patologia da doença. As prescrições são compostas à base da harmonização de *jun*, *chen*, *zuo* e *shi*, e *qiqing*. Uma prescrição é geralmente feita de drogas com sabores diferentes, que, relacionados a um outro e mutuamente condicionados, são combinados para curar a doença. Além disso, as drogas chinesas são na maior parte compostas de plantas e animais, que por si mesmos possuem vários componentes. Para analisar as drogas de sabor único é difícil, mas para estudar e esclarecer os componentes e interações nas prescrições chinesas compostas é mais complexo. Os médicos na China não tinham clareza dos componentes e da estrutura da raiz de "wind-weed" (planta da família das Liliaceae) e de *gypsum*; suas experiências revelaram-lhes que as duas drogas usadas como principais quando aplicadas à síndrome *Yangming* com calor gástrico flamejante acompanhado por calor, sede, transpiração profusa e pulso gigante para lutar contra os fatores patogênicos e recobrar a ordem. De acordo com alguma teoria médica chinesa, *Radix Anemarrhenae* e *Gypsum Fibrosum* são drogas frias para o tratamento da síndrome de calor do tipo excessiva, e a análise médica e a redução mostram que *Radix Anemarrhenae* possui muitos tipos de saponinas de esteróide, que, hidrolisadas, produzem "salso genina sapogenina", um tipo de substância contendo ácido nicotínico. Dessa forma, agora estamos bem esclarecidas sobre a eliminação de calor e mecanismo de sedação de *Radix Anemarrhenae*. O componente principal de *Gypsum Fibrosum* é o sulfato de cálcio hidratado, que suprime o centro produtor de calor e elimina o calor; ao mesmo tempo, o cálcio age como um elemento sedativo e antiinflamatório inibindo os "neuromuscues" e reduzindo a permeabilidade vascular. Essa informação científica é sem dúvida valiosa para o uso e o estudo de drogas chinesas. Entretanto, a análise e a redução não podem revelar o valor completo das drogas medicinais chinesas. Por exemplo, *Radix Anemarrhenae* e *Gypsum Fibrosum* são as principais drogas com raiz de alcaçuz e arroz não aglutinado na decocção *baihutang*, a qual cura a síndrome de calor gástrico *Yangming*. Se o ginseng for adicionado, será capaz de restabelecer o *qi* e produzir fluido corpóreo límpido; se for a folha de bambu, será uma receita de recuperação para pacientes doentes febris no estágio terminal. Adicionando *Ramulus Cinnamomi* harmonizará e nutrirá o corpo para curar a malária, enquanto *Rhizoma Atractylodis* curará artrite reumática com febre e dor aguda. *Baihutang* é freqüentemente usada para tratar calor de verão, gastroenterite aguda, vômito e diarréia. Tais pacientes, que também padecem de ataque por fatores patogênicos externos, podem ser curados adicionando-se *Herba Elsholtziae seu Moslae* e *Folium Perillae* à decocção principal. Os espasmos dos músculos gastrocnêmicos com calor extremo (mas aparecendo como se fosse frio) deveriam ser tratados suplementando-se a decocção com *Herba Asari* e *Radix Clematidis*. Para obstrução por flegma, adicione *Cortex Magnoliae Officinalis* e *Rhizoma Pinelliae*, porém para deficiência de sangue e de calor interno, adicione *Radix Rehmanniae* e *Cortex Lycii Radicis*. A adição de *Rhizoma Atractylodis Macrocephalae* e *Semen Coicis* curará deficiência de *qi* na cavidade esplenogástrica. *Fructus Zizyphi Jujubae* e *Fructus Lycii* curarão pacientes debilitados por doença que provoca falta de ar e letargia. Algumas pessoas usam *Radix Anemarrhenae* e *Gypsum Fibrosum* como drogas principais e adicionam *Semen Armeniacae Amarum*, *Cortex Magnoliae Officinalis*, *Radix Scutellariae* e *Radix Paeoniae Alba* para curar umidade, calor e disenteria branca. Apenas observando os princípios tradicionais chineses, métodos, prescrições e medicamentos, pode-se esclarecer sobre os vastos conteúdos científicos e as ações farmacológicas entre as drogas e o corpo.

Obviamente, a anatomia, a análise e a redução não são métodos principais de obtenção da Medicina Chinesa modernizada e combinada com Medicina Ocidental, mesmo assim, podem ajudar a descobrir o conteúdo de drogas chinesas. É apenas sob a direção das teorias e métodos do sistema holístico da Medicina Tradicional Chinesa que se tornaram valiosos. Algumas pessoas não prestam atenção nessa diferença básica, e seus interesses e crenças na ciência ocidental as tornam certas de que a melhor escolha é combinar técnicas de diagnóstico claras, concisas e dignas de confiança e conhecimento de fisiologia e patologia ocidentais com a Medicina Tradicional Chinesa.

Alguns médicos prescrevem o pó de *xiaoyaosan* para o paciente com hepatite, que é uma droga chinesa usada para tratar doenças hepáticas e esplênicas, assim que os diagnósticos sejam confirmados. As drogas como a *Rhizoma Coptidis*, *Radix Scutellariae* e *Fructus Forsythiae* são prescritas para paciente com inflamação, mas *Radix Ginseng*, *Radix Astragalius* e outras drogas são dadas para paciente que se sente fraco a fim de envigorar os sistemas nervoso e pituitário e melhorar o metabolismo. Esses tratamentos, entretanto, são raramente bem-sucedidos; a Medicina Chinesa e as drogas não podem ser usadas de acordo com as teorias médicas ocidentais. As teorias e métodos chineses não podem ser vistos por cima ou descartados, nem pode o sistema teórico chinês ser combinado com a metodologia ocidental. Esse tipo de combinação Chinesa-Ocidental levará a um beco sem saída do "uso ocidental de drogas chinesas". Como se sabe, tal método fracassou quando foi introduzido no Japão após a reforma Meiji. Existem outros casos piores. A atenção deveria ser dada para contra-indicações quando se usa *baihutang* composto com *Radix Anemarrhenae* e *Gypsum Fibrosum*, conforme advertiram Wu Tang e outro médico famoso, Zhang Xichun (1860-1933). Essa decocção não deveria ser dada a um paciente com pulso flutuante, tenso, curto e profundo, ou com pulso flutuante, mas sua doença externa não aliviada, ou para quem esteja sedento e não transpira. Como não existem tais estipulações proibitivas nos padrões médicos ocidentais, as drogas chinesas, se usadas no estilo da Medicina Ocidental, mas não em conformidade com as teorias e métodos médicos chineses, terão pouco efeito sobre a doença. Em casos piores, a natureza de síndromes não é clara e contra-indicações são negligenciadas. Isso acontece porque um médico não pode descobrir a razão de uma doença-frio ou calor, deficiência ou excesso, exterior e interior, e *yin* ou *yang*, tratando uma síndrome de frio com drogas refrescantes e uma síndrome de calor com drogas aquecedoras, ou curando doença externa internamente e doença interna externamente ou tornando a síndrome de deficiência mais deficiente e a síndrome de excesso mais excessiva. Ao fazer isso, o equilíbrio do *yin* e do *yang* fica posteriormente perturbado, a ordem do corpo prejudicada e a doença torna-se mais severa.

A tragédia é realmente causada por "abolição da Medicina Chinesa enquanto se preservam as drogas chinesas". A modernização da Medicina Chinesa e sua combinação com a Medicina Ocidental, portanto, conduz a um contratempo. Quanto mais se está ansioso para realizar a modernização e a combinação, mais se defende o diagnóstico ocidental e o tratamento chinês. Com isso, as teorias e os métodos da ciência médica chinesa serão descartados, seus efeitos terapêuticos serão negligenciados, e seus efeitos colaterais serão numerosos. A falta de estudo da Medicina Chinesa nos últimos anos e a de médicos chineses treinados têm dado origem a mal-entendidos. Algumas pessoas seguem em direções opostas, afirmando que a falta foi o resultado de combinação e da modernização. Outros sustentam que a Medicina Chinesa é o negócio de seus profissionais e que não existe necessidade para interferência de outros ramos da ciência. Isso quer dizer pensamento insular: nenhuma ciência é um sistema exclusivo, mas em vez disso constantemente absorve conhecimento novo de outras ciências e assim se desenvolve. A Medicina Tradicional Chinesa por si mesma tem sido continuamente reabastecida, primeiro, por estudiosos da dinastia pré-Qin, e, posteriormente, reunindo muitas teorias úteis, técnicas e drogas de países estrangeiros. O mais importante não é se combinamos a Medicina Chinesa com a Ocidental ou modernizamos a Medicina Chinesa. O que é, agora, necessário é o entendimento preciso da combinação e da modernização e a aproximação correta para nosso auxílio.

O sistema teórico e a metodologia da Medicina Tradicional Chinesa têm todas as razões para ocupar um lugar de destaque na ciência médica chinesa. Nessa consideração, o professor Manfred Porkert revelou em seu livro *The Difficult Task of Blending Chinese and Western Science: The Case of Modern Interpretations of Traditional Chinese Medicine*:

> A Medicina Tradicional Chinesa pertence à categoria completamente diferente da ciência médica ocidental. É uma ciência muito rica em conteúdo, e muito ordenada e efetiva. Até agora, apenas uma pequena parte de seu potencial terapêutico foi desenterrada. No momento, temos três tarefas imperativas para empreender:
>
> A. Transferir para uma equipe de estudiosos de primeira qualidade de pesquisas chinesas um controle claro da epistemologia pertinente à amplificação e à adaptação metodológica da Medicina Tradicional Chinesa com respeito à ciência moderna. Em primeiro lugar, essa tarefa terá provavelmente de ser empreendida por meio de cooperação entre estudiosos chineses e ocidentais, já que, para todas as evidências, na China de hoje nem sempre o princípio de tais investigações parecem estar em evidência.
>
> B. Expor amplamente a fonte de conhecimento da tradição médica. Essa tarefa é diretamente dependente de A, mas pode e deveria ser essencialmente empreendida por estudiosos chineses. A despeito dos avanços críticos na filologia clássica, antes e durante a revolução cultural, estamos confiantes de que a China rapidamente recuperará o talento

> qualificado suficiente para desenvolver esse tipo específico de qualificação requerida meticulosamente para explorar a herança literária de escritores médicos acumulada desde os tempos Han. Tal investigação requer uma proficiência dupla, conhecimento de textos clássicos e semiclássicos, bem como bom fundamento na teoria médica chinesa e ocidental.
>
> C. O desenvolvimento sistemático de técnicas modernas. A Medicina Tradicional Chinesa, embora tenha trazido alguns talentos científicos destacados, através dos anos tem sido uma disciplina de prática orientada. Desde o século XIX, e certamente por duas décadas passadas, todo o esforço consistente para elaborar técnicas novas gerais ou elementares tem praticamente levado a uma pausa. De um entendimento mais profundo do fundamento lógico e da qualidade das introduções básicas da Medicina Tradicional Chinesa, será necessário e possível desenvolver, por exemplo, uma nova técnica para desenvolvimento e teste de novas drogas, técnicas para introdução e rejeição de auxílios operativos nos diagnóticos de funções; e certamente teste e verificação de metodologia e procedimentos da Medicina Tradicional Chinesa, no ponto de vista do tratamento de doenças funcionais e degenerativas até agora não coberto na literatura médica. Isso funciona novamente, e espero que seja feito com maior cooperação internacional desde que esse progresso não seja restrito apenas a um país.

Porkert também acredita que a teoria médica chinesa deva ser dominada em termos de metodologia científica da Medicina Chinesa antes que a Medicina Chinesa possa ser usada e a tecnologia moderna possa ser sistematicamente desenvolvida. Embora seja hoje mais necessário do que já foi outrora fazer pesquisa na Medicina Chinesa por meio de ciência e tecnologia moderna avançadas, sua modernização deve ser baseada em suas próprias teorias e métodos. Novos métodos chegarão com convicção da ciência e da tecnologia modernas para explicar e suplementar as teorias e os métodos chineses. Estrategicamente, também devemos desenvolver tais teorias e métodos por meio do materialismo dialético e de métodos científicos modernos, como cibernética, informática e sistemática. Não deveríamos descartar a essência das teorias médicas e métodos chineses ou deixar de prestar muita atenção aos métodos ocidentais de dissecção, análise e redução para tornar a Medicina Chinesa modernizada.

TREINAMENTO DE PESSOAL MÉDICO CHINÊS

"O passado é prólogo", diz o provérbio Chinês. Uma revisão da história do ensino médico na China se mostrará útil aqui.

Na China antiga, o ensino médico era oferecido em institutos do governo, como a Academia Imperial de Medicina, mas o número de profissionais treinados era muito limitado para ir ao encontro das necessidades das massas. Por essa razão, foi dada uma difícil incumbência à sociedade para treinar grande número de profissionais por meio do aprendizado ou da transmissão da arte médica de pai para filho, como nas indústrias de artesanato antigas. Embora essa transmissão tivesse muitos defeitos, ela desfrutava de um ponto forte: os aprendizes desde o primeiro dia de treinamento estavam sob a orientação cuidadosa dos mestres. Eles aprendiam como fazer diagnóstico na presença do paciente, desse modo podiam aprender sobre os efeitos de seus tratamentos. Essa forma de treinamento de médicos existiu na China por anos e ajudou a formar considerável número de profissionais médicos, haja visto o vasto território e a grande população. Os médicos especializados em Medicina Tradicional estavam familiarizados com a localidade, as estações e o clima e sabiam que doença era prevalecente em algumas regiões específicas, bem como a causa das doenças e as condições de vida dos pacientes. Além disso, eram capazes de observar o desenvolvimento do prognóstico, as mudanças e os efeitos terapêuticos dos medicamentos. É do trabalho destes que muitos médicos têm aumentado as fronteiras de seus conhecimentos sobre Medicina Chinesa. Tudo isso torna possível o fato de a Medicina Tradicional Chinesa ter sido desenvolvida durante anos.

Esses métodos antigos são mais bem adaptados à Medicina Chinesa que é cheia de idéias filosóficas naturais. Ela desfruta de um sistema teórico amplo e integral, ainda assim abstrato, conceitualmente generalizado e comparativamente vago e ambíguo em suas teorias, que se inclina a relacionar os "comos", mas não os "porquês". Apenas quando se teve experiência suficiente foi possível descobrir o valor e o significado de princípios, métodos, prescrições e drogas usados na Medicina Chinesa e fazer uso deles habilmente. Por exemplo, sentir o pulso é um método de diagnóstico na Medicina Chinesa. Aqueles que já começaram a aprender Medicina Chinesa sentiriam perceptível na mente, mas incerto nos dedos, ainda que mantenham em mente as passagens principais de livros clássicos sobre pulsação. Qian Xuesen disse em certa ocasião:

> Um estudante de Medicina Chinesa não pode trabalhar como médico por conta própria por já ter dominado a teoria; tem de ser treinado pelo mestre quando administrar tratamento. É necessário em geral três ou quatro anos de treinamento antes de começar a trabalhar sozinho. Ele pode tornar-se um médico qualificado por si mesmo quando tiver experiência suficiente no diagnóstico clínico.

A Medicina Chinesa não é tão padronizada como a Medicina Ocidental no diagnóstico e no tratamento. É um sistema amplo e inclusivo de teorias e métodos. Sem estudo cuidadoso e prática constante, será difícil compreender sua essência.

Tendo lido com atenção a história antiga e a moderna por meio de materialismo dialético e histórico, o historiador chinês Fan Welan (1893-1969) explicou o seguinte sobre sua experiência:

> Existem componentes racionais nas coisas antigas, e estas não podem ser um porcento perfeitas quando são colocadas no presente. As coisas antigas não perecerão a menos que sejam absolutamente obsoletas, enquanto será difícil para as coisas novas repor as antigas caso estejam completamente amadurecidas e incorporar todos os pontos fortes da antiga. Isso é especialmente a verdade de fenômenos culturais.

Deveríamos recuperar o que é útil no antigo e constantemente melhorar o novo ensino médico chinês.

Um grande número de estudantes tem se graduado em universidades médicas e escolas na China desde 1949. Entretanto, precisamos de programas avançados de gerência de experiência e escolas, e tem-se feito muito pouco para absorver experiências passadas no ensino médico e no estudo de leis e traços característicos de Medicina Tradicional Chinesa por si própria. Portanto, embora o ensino universitário tinha se desenvolvido rapidamente em muitos distritos diferentes, os métodos adotados foram quase os mesmos que os do ensino universitário ocidental. Foi, portanto, difícil construir universidades e escolas de medicina tradicional de modo prático e realístico.

Os estudantes agora necessitam ter muitos cursos teóricos, desse modo eles têm muito pouco tempo para tomar parte na prática, ainda menos para tratar pacientes sob orientação de seus professores. Esse estado de interesse também pode ser encontrado em conferências, em textos básicos como *Shang Han Lun* e *Jin Kui Yao Lue Fang Lun*. Esses trabalhos que tratam de teorias e métodos de tratamento, nas bases do *bianzheng*, deveriam ser incluídos em cursos clínicos e combinados com a prática; como um problema de fato, eles são explicados apenas em sala de aula. Não é de se admirar que os graduados dessas escolas ficam freqüentemente confusos e perplexos diante do que fazer quando são incumbidos de tratar pacientes por conta própria. Eles têm de confiar na descrição dos sabores das drogas e nos compêndios de tratamentos em alguns trabalhos médicos, casualmente escolhendo as drogas-padrão ou modos de tratamento. Como resultado, seus tratamentos não são efetivos.

Alguns estudantes graduados lamentam que a Medicina Chinesa não seja padronizada e que pareça difícil de dominar. Portanto, tentam usar o escasso conhecimento sobre Medicina Ocidental que aprenderam na universidade. A pesquisa mostra que muitos graduados mudam de profissão todos os anos, e que cada vez menos médicos treinados em Medicina Chinesa são formados. Assim, o mais importante agora é haver a reforma educacional no currículo da Medicina Chinesa. Eis alguns dos muitos pontos de vista defendidos.

Primeiro, adote a política de andar sobre duas pernas[25]. Isso requer melhorar a capacidade administrativa das universidades e de escolas regulares da Medicina Tradicional Chinesa e encorajar um método praticável e efetivo de instruir-se sobre Medicina Tradicional por meio de aprendizado. Mas, isso não significa apenas a restauração do padrão antigo; em vez disso algo novo é adicionado e a capacidade administrativa, fortalecida para assegurar a qualidade dos médicos futuros. Para esse propósito, regulamentos são formulados e exames aplicados em especialistas profissionais e técnicos clínicos. Aqueles que passam por testes recebem um grau igual àqueles que se graduam na universidade. Além disso, os graduados da universidade médica têm permissão para constituir suas próprias clínicas sozinhos ou em parceria com outros. Todas essas medidas podem ajudar a criar um grande número de profissionais médicos com talento genuíno e conhecimento sólido e encorajar mais jovens a fazer o curso de Medicina Tradicional e aumentar uma reserva de médicos chineses para o futuro.

Em segundo lugar, encorajam estudantes a tomar parte em atividades médicas. Para esse propósito, condições são criadas para estudantes no primeiro ano de faculdade para ajudar seus professores ou médicos durante o trabalho e, desse modo, podem obter um quadro claro de doenças por si mesmos, combinando teoria com prática. Apenas quando uma estrutura sólida for colocada, o desenvolvimento da Medicina Chinesa pode ser garantido. Como você sabe, o laboratório é uma base importante na Medicina Ocidental para ensinar e aprender e pesquisar. A Medicina Chinesa, entretanto, usa como seu método principal a aplicação de informação no corpo humano e a análise da produção nas bases da fisiologia, patologia e propriedades farmacêuticas. Portanto, a observação clínica, o tratamento e a melhora "da evolução" de métodos terapêuticos são de significado especial em seu desenvolvimento. Podemos dizer que aqueles que têm contribuído muito para o avanço da Medicina Chinesa são todos bons médicos. Combinam teorias modernas e técnicas com as da Medicina Tradicional em seus trabalhos, e para obter a Medicina Chinesa modernizada como está em conformidade com o sistema chinês defendido por algumas pessoas.

Os hospitais necessitam estar estabelecidos em universidades e escolas médicas, a fim de oferecer aos estudantes oportunidade de observação e prática clínica. Além disso, ajuda de hospitais locais e clínicas privadas também é necessária, e, em troca, professores e médicos são enviados de universidades para dar conselho nessas instituições. Assim, ajudam a desenvolver Medicina Tradicional Chinesa. Isso não apenas solucionará a questão da falta de lugares para a prática, mas elevará o nível teórico e técnico dos hospitais locais e de clínicas privadas.

Além disso, tornará a estrutura de conhecimento de profissionais médicos cada vez melhor para ir ao encontro das necessidades da situação e conduzir a reforma educacional. Sobre a estrutura de conhecimento, Engels escreveu em *Dialektik und Natur*:

> Movimento, no sentido mais geral, concebido como o modo de existência, o atributo inerente, de matéria, compreende todas as transformações e processos que ocorrem no universo, de mera mudança de lugar direto ao pensamento. A investigação de movimento da natureza tinha como matéria de curso começar das formas inferiores mais simples e aprender a segurá-las antes que pudesse alcançar qualquer coisa no caminho de explicação das formas mais altas e mais complexas. Por isso, na evolução histórica das ciências da natureza, vemos em primeiro lugar como a teoria de mudança mais simples de lugar, os mecanismos de corpos celestes e massas terrestres foram desenvolvidos; foi seguida pela teoria de movimento molecular, física e, imediatamente depois, quase ao lado disso e em alguns lugares em avanço, a ciência do movimento de átomos e a química. Apenas após essas ramificações diferentes do conhecimento das formas de movimento que governam a natureza não-viva terem atingido alto grau de desenvolvimento, poderia ser obtida com sucesso a explicação do processo de movimento representado pelo curso de vida. Isso avançou proporcionalmente com o progresso da mecânica, da física e da química.

O estudo de cada tipo de movimento mais alto usa, como base, as séries de tipos inferiores. Para entender e estudar biologia, que reflete o movimento de vida, é necessário entender o movimento da mecânica, da física e da química. Portanto, para ser um biólogo, além da biologia por si mesma, seria preciso também ter conhecimentos de matemática, mecânica, física e química. O domínio da ciência médica, que estuda a fisiologia e a patologia do corpo humano e a prevenção e o tratamento das doenças, portanto, também demanda algum conhecimento rudimentar das ciências naturais. No passado, a Medicina Ocidental estudava o corpo humano, principalmente do ângulo da biologia, negligenciando os fatores sociais e psicológicos. Isso foi compreensível no tempo em que a ciência estava em seus estágios iniciais, e a medicina biológica podia refletir a substância do ser humano na sociedade e exibir suas atividades mentais. Esforços estão hoje sendo feitos para transformar o padrão de medicina biológica em padrão social-psicológico-biológico, expandindo o conhecimento médico e colocando-o no mais amplo campo multidisciplinar. Espera-se que isso resulte em reforma metodológica adicional.

Com esses requerimentos gerais, existem também requerimentos especiais de Medicina Chinesa que saltam da estrutura específica da civilização chinesa e estão intimamente relacionados à filosofia chinesa, bem como às ciências naturais, como astronomia, meteorologia e cálculo de calendários antigos. Por exemplo, o Confucionismo, o Budismo e o Taoísmo têm certo grau de Medicina Chinesa em suas teorias. Assim, as teorias do *liujing*, do *liuqi* e do *ziwuliuzhu* devem muito a astronomia, geografia, meteorologia e ao estudo das estações e tempo. Estas fornecem a base para sistemas teóricos compreensivos, como aqueles cujo traço da relação está entre o homem e a natureza, o *zang* e o *xiang*, o corpo e o espírito, os homens e a sociedade. Conseqüentemente, os profissionais médicos chineses avançados devem também entender a cultura e a ciência chinesas. O pensamento filosófico chinês, a ciência e a cultura natural antigas são relevantes para o entendimento dos princípios, dos métodos, das prescrições e dos medicamentos da Medicina Tradicional e para a explicação do seu sistema acadêmico. Para atingir esse objetivo, é necessário a universidades e institutos de pesquisa desenvolverem um sistema de treinamento por seis ou sete anos; um sistema especial também pode ser instituído, oferecendo graus de bacharel e mestre e, para pós-graduados o doutorado.

O ensino em universidades médicas ordinárias pode manter o sistema atual de cinco anos, mas a reforma curricular deveria ser introduzida. Os cursos redundantes deveriam ser simplificados e eliminados para permitir tempo para cursos de história de cultura chinesa, metodologia médica, introdução às ciências naturais, psicologia médica e a teoria e prática de *qigong*, por exemplo.

Existe uma necessidade de criar farmacologistas qualificados na China. Isso pode ser feito mediante combinação de métodos tradicionais chineses e modernos. Além disso, mais universidades de farmacologia chinesa deveriam ser construídas no país e departamentos de farmacologia deveriam ser abertos nas universidades médicas chinesas, desse modo a superioridade comprovada a longo tempo de drogas biológicas serão exibidas.

A China tem uma população de 1 bilhão de habitantes, dos quais 800 milhões são camponeses. É necessário, portanto, treinar um grupo significativo de estudantes universitários e de colégios durante dois ou três anos para ir ao encontro das necessidades de distrito e das áreas de fronteira. A educação desses estudantes deveria, sobretudo, habilitá-los a tratar e prevenir doenças e proteger a saúde de acordo com a teoria e a metodologia chinesa básica. O estudo de assuntos adicionais também é aconselhável se a situação o permitir.

Uma boa base tem sido proporcionada para compilar material de ensino para hospitais e universidades desde 1949. Esforços deveriam ser dobrados para promover melhor qualidade com menos duplicação de materiais que corporifica a Medicina Chinesa e a farmacologia, e assimilar cumprimentos relacionados à ciência moderna.

Uma tendência importante da ciência médica mundial visa à mobilização da habilidade do próprio corpo para proteger a saúde e tratar doenças, bem como tratamentos não-traumáticos e curas. Este é um princípio que tem sido observado na Medicina Chinesa por anos. E o *qigong* tem se demonstrado valioso para a melhora de saúde e para tratamento de doenças e desenvolvimento de potencial do corpo. Além disso, com o desenvolvimento da economia e a elevação do padrão de vida, a expectativa média de vida do povo chinês tem sido estendida. Isso torna a gerontologia cada vez mais importante. O *qigong* desempenha papel relevante no desenvolvimento da ciência médica; assim temos razões suficientes para utilizar as teorias *qigong* e os exercícios sistematizados, preparar materiais de ensino e treinar instrutores para tal curso. No primeiro passo, simpósios e conferências são estruturados em hospitais e institutos médicos tradicionais, a fim de tornar o *qigong* mais popular do que nunca. Significativo número de sugestões tem sido oferecido, e uma delas é ter várias horas de prática *qigong* no curso PE nas universidades médicas para que desse modo os estudantes possam dominar suas habilidades.

A metodologia não deve ser subestimada no desenvolvimento da Medicina Chinesa. Além da generalização de teorias e métodos tradicionais, a metodologia deveria também incluir o materialismo dialético como seu guia e induzir a sistemática, cibernética e informática com os métodos matemáticos.

No presente, o principal objetivo de hospitais e institutos médicos é treinar estudantes para o trabalho em medicina geral, enquanto cirurgia, ortopedia, lesão óssea, proctologia, ginecologia, oftalmologia, nasofaringologia, otologia, acupuntura-moxibustão, massagem, exercícios *qigong*, nutrição e outras especialidades recebem pouca atenção. Isso não beneficia as diciplinas oferecidas nos departamentos médicos nem vai de encontro às necessidades de pessoas comuns. É sugerido, portanto, que os estabelecimentos médicos sejam agrupados de acordo com local onde os departamentos ou classes avançadas foram abertas para treinar médicos especializados.

PROMOÇÃO DE PESQUISA E PRÁTICA

O desenvolvimento da ciência depende de pesquisa e prática, que devem ser redobradas se a Medicina Chinesa está prestes a ser modernizada. Assim, dois empregos deveriam ser feitos na pesquisa: sucessão e renovação.

A Medicina Chinesa passou a existir 2 mil a 3 mil anos atrás, e o que está incluído nela tem se tornado rico. Entretanto, idéias foram completamente conservativas nas sociedades feudal e semifeudal e semicolonial. As habilidades especiais e o conhecimento eram usualmente vistos como heranças familiares e não podiam ser colocados ao público ou trocados no mesmo negócio. Além disso, os clássicos médicos antigos eram difíceis de decifrar; para se ter uma boa noção deles, deve-se deliberar e praticar muitas vezes. É por esse motivo que a Medicina Chinesa não é tão popular e até mesmo se perdeu em parte. Seguindo a semicolonização da China, as teorias e as técnicas médicas tradicionais foram repudiadas por algumas facções do povo, o qual também prejudicou o tesouro da Medicina Chinesa. Como resultado, no desenvolvimento da Medicina Chinesa, muito trabalho ainda permanece para explorar e reviver esse tesouro. Os clássicos devem ser sistematizados e anotados, e a literatura perdida ou dispersa deve ser localizada e coletada. A experiência de médicos bem conhecidos tem de ser compilada, elucidada e glosada, e o pensamento acadêmico de médicos de várias escolas e dinastias necessita ser estudado. Além disso, a padronização da terminologia de doenças, síndromes e diagnósticos também é parte indispensável da pesquisa. O cumprimento com sucesso destas tarefas capacitará a rica história e a experiência prática da Medicina Tradicional Chinesa para servir ao desenvolvimento da ciência médica moderna.

Resumindo a experiência adquirida durante o tratamento médico, o estudo das múltiplas disciplinas de Medicina Chinesa é a chave para o desenvolvimento e a modernização. A Medicina Chinesa tem-se desenvolvido historicamente absorvendo pensamento e tecnologia multidisciplinar relacionados. Hoje, estamos com maior necessidade de realizações multidisciplinares modernas. Nos últimos anos, apesar de pesquisa entusiástica e multidisciplinar esmerada, a magnitude do volume de trabalho e de problemas metodológicos tem impedido rupturas maiores; e o avanço também tem sido retardado por conceitos errôneos.

Portanto, deveríamos novamente levantar o problema de metodologia. Como mencionado anteriormente, a Medicina Chinesa e a Ocidental lidam com sistemas acadêmicos diferentes, desenvolvidos sob condições histórico-sociais diferentes. Elas estudam a fisiologia e a patologia e a prevenção e o tratamento de doenças de pontos de vista distintos e, além disso, empregam teorias e métodos diversos. No passado, devido à falta de entendimento suficiente dessa diferença fundamental, as teorias e os métodos ocidentais têm sido empregados inconscientemente para conduzir pesquisa científica na Medicina Chinesa. Por exemplo, as medidas anatômicas têm sido usadas para estudar as teorias do *jingluo* e do *zang* e *fu*; a citopatologia para estudar o *bianzhenglunzhi*; e métodos de análise simples e exame químico para estudar farmacologia chinesa. Tais métodos são úteis na resolução de problemas locais ou particulares; mas a menos que a Medicina Chinesa seja estudada como um sistema holístico, isso não importa para a pesquisa da Medicina Ocidental desde que use a Medicina Chinesa e a farmacologia como um objetivo. Além disso, se tais métodos são considerados absolutos e usados impropriamente, isso significa espreguiçar-se na cama procustiana. Isso pode explicar em parte porque alguns círculos médicos chineses e ocidentais mostram ter pouco entendimento um do outro e até mesmo abrigam desconfiança mútua.

Não se pode esquecer da natureza holística da Medicina Chinesa quando se adaptam métodos ocidentais para uso chinês. Na fisiologia, patologia, prevenção e tratamento chinês, a ação de um fator ou lei de um sistema holístico sobre o outro e qualquer mudança em suas relações fornecem a base para a fisiologia, a patologia e os métodos de prevenção e tratamento chinês.

Elevar o nível de manutenção de saúde e tratamento clínico é, sem dúvida, importante devido ao seu papel na promoção de medicina tradicional e no encontro e crescimento de demanda das massas para prevenção melhorada e tratamento. Mas isso não pode tomar lugar de pesquisas básicas, especialmente aquelas conduzidas em laboratório. Modelos de animais são úteis na pesquisa, mas são muito diferentes do corpo humano. Ao trabalhar diretamente na fisiologia humana e na prevenção e tratamento de doença com a ajuda de teorias e métodos médicos chineses, o médico descobrirá algo mais interessante e prático. Por exemplo, a teoria do *jingluo* e os efeitos da acupuntura e da moxibustão sobre doenças tornaram-se claros quando um método como abertura da caixa-preta foi usado no corpo.

Assim, é necessário examinar o problema de se um caso terapêutico sozinho deveria ser considerado cumprimento de pesquisa científica. Nos últimos anos, tem sido mesmo estipulado em algumas regiões que registros de casos com menos de 50 ou 100 exemplos não podem ser considerados científicos, já que um simples caso pode mostrar resultados fora do comum. Isso não está completamente em conformidade com o princípio do *bianzhenglunzhi*, cuja base é a interação entre o corpo humano e os fatores patogênicos dos ambientes internos e externos. Devido a tais fatores inter-relacionados, como fatores patogênicos, a constituição do paciente, ambientes interno e externo, e doenças idênticas freqüentemente mostram síndromes diferentes, enquanto doenças distintas podem mostrar síndromes idênticas. Assim, o tratamento chinês não pode ser estereotipado com fórmulas fixas ou padronizadas. Em prescrições compostas, administrando drogas e reajustando seus componentes, fatores múltiplos devem ser considerados, como a síndrome principal e as síndromes secundárias e seus desenvolvimentos, a constituição do paciente, a estação e o clima, a localidade e o ambiente. Obviamente, o tratamento médico chinês não pode ser padronizado em relação ao da Medicina Ocidental, que administra prescrições unificadas após ter identificado a causa, o local e a patologia da doença. No caso da Medicina Chinesa, existem grandes diferenças na extensão e na profundidade da arte e técnica de identificar e tratar doenças; todo caso isolado registra as condições “eterna-mudança” das doenças e as oscilações dos ambientes interno e externo. Isso reflete o pensamento clínico e a metodologia dos médicos, seus conhecimentos e princípios de tratamento, suas experiências práticas, seus pensamentos acadêmicos, compreensão e mestria das regularidades de tratamento. Portanto, seus registros de casos contêm muitas idéias orientadoras e esclarecedoras significativas. Ye Tianshi, antecipadamente, deixou não apenas um trabalho teórico volumoso, mas também uma coleção de registros de casos médicos, representando sua experiência de tempo de vida no tratamento médico. Muitas das suas histórias de casos mostram seu entendimento incisivo e julgamento judicioso de doenças febris; certamente não podemos inspecionar tais registros de casos, e deveríamos realmente confiar mais em seus conteúdos.

Ao avaliar pesquisa clínica, os traços característicos deveriam também ser considerados. A teoria citopatológica formulada por Rudolf Virchow, empregando métodos ocidentais de anatomia, análise e redução, ainda exerce influência profunda no critério evolutivo de curas clínicas. A Medicina Ocidental, majoritariamente, tem como objetivo a eliminação de mudanças patológicas em tecidos e células locais. Por exemplo, a diminuição ou o desaparecimento de células de câncer nos pulmões são considerados o principal indicador de retorno para a melhora ou cura de câncer pulmonar. O tratamento médico chinês começa do sistema holístico do corpo humano e reajusta seu equilíbrio relativo de *yin* e de *yang* e a ordem dos órgãos *zang* e *fu*, e para restaurar sua habilidade a fim de resistir a doenças e curar-se. No caso de paciente com câncer pulmonar, uma condição pode decorrer após o tratamento médico chinês quando as células cancerosas são inibidas e reprimidas pelo organismo, praticamente eliminando a síndrome. Tal efeito terapêutico deveria sem dúvida ser conciliado com a evolução científica. Além disso, se vamos em frente e estudamos o mecanismo no qual a doença é controlada e a saúde restaurada, é inteiramente possível que pudéssemos ser capazes de descobrir um novo campo da ciência médica e desvendar seu mistério científico. Não é isso precisamente que o desenvolvimento da imunologia moderna tem feito, esclarecendo alguns mecanismos da Medicina Chinesa e apresentando novas e valiosas propostas de tratamento?

Alguns hospitais dedicam tempo não apenas para manutenção da saúde e tratamento médico, mas também para treinamento médico e pesquisa. Portanto, uma rede de tais hospitais deveria ser formada para dar conselho e coordenar esse trabalho, com municípios e cidades dando prioridade ao desenvolvimento da medicina. Isso tornaria possível para as massas desfrutarem de excelente tratamento médico e para hospitais e universidades de Medicina Chinesa terem bases de treinamento.

O desenvolvimento da Medicina Chinesa constitui um "grande sistema" que trabalha com muitos campos, e nosso propósito é ter um princípio de desenvolvimento neste capítulo, ou, para esse problema, no livro todo. Isso é o que tenho perseguido durante toda a minha vida, e farei tudo o que puder para torná-lo realidade, e o presente livro é apenas uma tentativa. Devido, contudo, a meu conhecimento e experiência escassos, há ainda muitos defeitos e falhas em meu trabalho. De qualquer modo, continuarei a desenterrar tijolos na esperança de atrair jade.

Notas

1. *Cun* e *chi* são dois dos três locais no punho sobre a artéria radial para sentir o pulso, e o terceiro é *guan* (barreira) exatamente sobre a cabeça eminente do rádio no punho, onde a ponta do dedo médio do médico é colocada. *Cun* está próximo a ele no lado distal, onde a ponta do dedo indicador do médico repousa. *Chi* está no lado proximal onde a ponta do dedo anular do médico é colocada. *Cun, guan* e *chi* na esquerda representam a condição do pulso do coração, fígado e rins respectivamente, enquanto na direita representam a condição de pulso do pulmão, baço e *mingmen* (portão da vida).
2. Pulso *renying* na área lateral da proeminência laríngea no pescoço, onde as pulsações da carótida comuns podem ser sentidas.
3. Pulso *fuyang*, pulsações pedal dorsais palpáveis no ponto *chongyang*, no dorso do pé 4 ou 5 cm distal à prega do tornozelo, entre os dois tendões.
4. O corpo é dividido em três regiões – a cabeça, os membros superiores e os membros inferiores. Cada região possui três conjuntos de artérias – a superior, a mediana e a inferior – com um total de nove nodos de pulsações para o corpo inteiro.
5. Ver nota 4.
6. Em chinês é *fa*, significando lei. Aqui indica o princípio de tratamento de doenças variadas ou a metodologia.
7. *Zangxiang* é uma teoria sobre atividades fisiológicas e mudanças patológicas de órgãos internos e externos, etc., e suas inter-relações.
8. Por exemplo, a invenção do microscópio pelo cientista holandês Antonie van Leeuwenhoek (1632-1723) desempenhou papel fundamental na promoção do desenvolvimento da teoria de microestrutura nos tecidos do corpo humano e na microbiologia.
9. Quando uma palavra representando um órgão interno quer dizer fígado, apenas significa um sistema, não um fígado como dito na anatomia.

10. *Zang* inclui o coração, o fígado, o baço, o pulmão e os rins, enquanto *fu* significa vesícula biliar, estômago, intestino grosso, intestino delgado, bexiga e triplo aquecedor; serão referidos como *zang* e *fu* no restante do livro, a menos que exista uma explicação especial.
11. A Medicina Tradicional Chinesa combina a teoria do *wuyun* com as mudanças dos seis tipos de clima (vento, frio, calor-umidade, umidade, secura e fogo) para explicar a relação entre mudanças no tempo e a incidência de doenças no corpo.
12. *Ziwuliuzhu* é uma teoria de acupuntura na China antiga.
13. *Bagua*, consistindo de oito combinações de três linhas sólidas ou quebradas usadas na divinação, simboliza a mudança de equilíbrio de forças.
14. *Wuxing* refere-se aos cinco elementos, ou seja, metal, madeira, água, fogo e terra. Acreditava-se ser parte e parcela do universo físico primeiro na China antiga e, então, usado na Medicina Tradicional Chinesa para explicar vários fenômenos fisiológicos e patológicos.
15. Ver o *Huang Di Nei Jing*.
16. *Liujing* refere-se aos seis dos doze canais principais na Medicina Tradicional Chinesa, isto é, *Taiyin*, *Shaoyin*, *Jueyin*, *Yangming*, *Taiyang* e *Shaoyang*.
17. *Wuqi* significa *qi* (energia vital) oriundo dos cinco órgãos *zang*.
18. *Wuwei* refere-se aos cinco tipos de sabor, isto é, picante, doce, azedo, amargo e salgado.
19. *Wuse* refere-se às cinco cores, isto é, azul, amarelo, vermelho, branco e preto.
20. *Wusheng* refere-se aos cinco tipos de sons, ou seja, grito, riso, canto, lamento e gemido.
21. Esses termos denotam as quatro porções ou estratos do corpo do superficial para a profundidade, a fim de mostrar localização e seriedade ou estágios de uma doença febril como um guia para diagnóstico.
22. *Zi*, *chou*, *yin*, *mao*, *chen*, *si*, *wu*, *wei*, *shen*, *you*, *xu* e *hai* são as dozes ramificações da terra na China e podem ser usadas para designar as horas do dia, com *zi* representando 23-1h, *chou* 1-3h, *yin* 3-5h, *mao* 5-7h, *chen* 7-9h, *si* 9-11h, *wu* 11-13h, *wei* 13-15h, *shen* 15-17h, *you* 17-19h, *xu* 19-21h e *hai* 21-23h.
23. Os seis órgãos *zang* referem-se a coração, fígado, baço, pulmão, rins e pericárdio.
24. A decocção *baihutang* consiste de *Gypsum Fibrosum*, *Rhizoma Anemarrhenae*, *Radix Glycyrrhizae* e *Semon Oryzae Nonglutinosae*.
25. Um ditado comum na China que, em primeiro lugar, se referia a uma série de políticas de governo para equilibrar as relações entre a indústria e a agricultura, e a indústria pesada e a leve, mas agora significa que dois ou mais métodos devem ser empregados quando se tenta fazer algo importante.

Índice Remissivo

E

M

N

O

P

Q

R

T

U

V

W

X

Y

Z